RECHERCHES

SUR

LES CONDITIONS MÉTÉOROLOGIQUES DE DÉVELOPPEMENT

DU

CROUP ET DE LA DIPHTHÉRIE

sur le traitement de cette affection

ET SUR LES MÉDICAMENTS QUI REMPLISSENT LE MIEUX LES INDICATIONS

DE CE TRAITEMENT ; PRÉCÉDÉES D'UNE

OBSERVATION DE CROUP GUÉRI PAR LA TRACHÉOTOMIE

PAR

M. le Professeur COURTY

―――― ⋆ ――――

MONTPELLIER

TYPOGRAPHIE DE BOEHM & FILS, PLACE DE L'OBSERVATOIRE
Éditeurs du MONTPELLIER MÉDICAL

―――

1862

RECHERCHES

SUR

LES CONDITIONS MÉTÉOROLOGIQUES DE DÉVELOPPEMENT

DU

CROUP ET DE LA DIPHTHÉRIE

sur le traitement de cette affection

ET SUR LES MÉDICAMENTS QUI REMPLISSENT LE MIEUX LES INDICATIONS

DE CE TRAITEMENT ; PRÉCÉDÉES D'UNE

OBSERVATION DE CROUP GUÉRI PAR LA TRACHÉOTOMIE

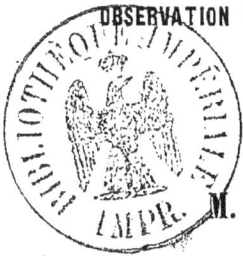

PAR

M. le Professeur COURTY

———❦———

MONTPELLIER

TYPOGRAPHIE DE BOEHM & FILS, PLACE DE L'OBSERVATOIRE,
Éditeurs du MONTPELLIER MÉDICAL

1862

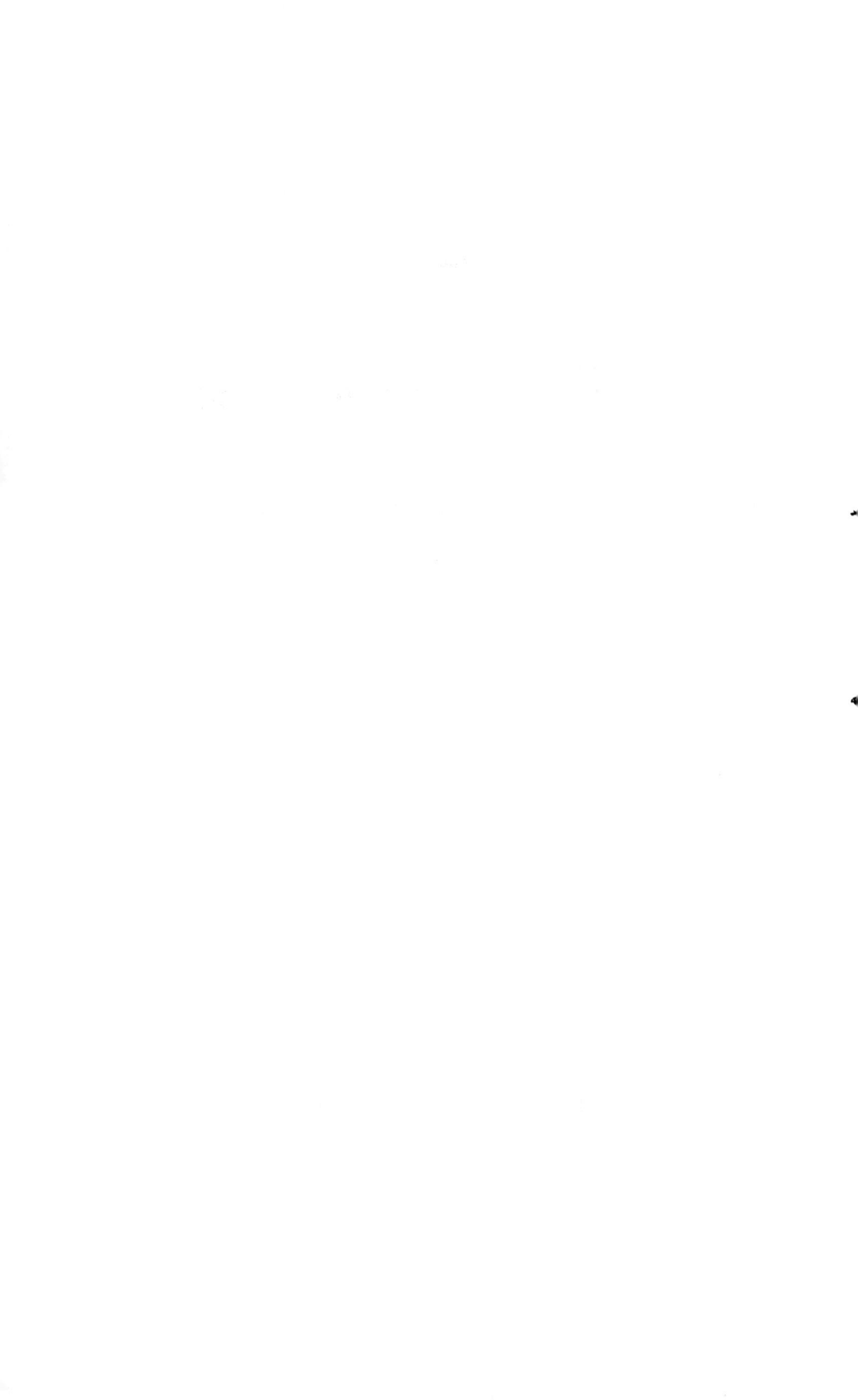

CHAPITRE IX.

RECHERCHES SUR LES CONDITIONS MÉTÉOROLOGIQUES DE DÉVELOPPEMENT DU CROUP ET DE LA DIPHTHÉRIE, SUR LE TRAITEMENT DE CETTE AFFECTION ET SUR LES MÉDICAMENTS QUI REMPLISSENT LE MIEUX LES INDICATIONS DE CE TRAITEMENT ; PRÉCÉDÉES D'UNE OBSERVATION DE CROUP GUÉRI PAR LA TRACHÉTOMIE.

I.

Observation de croup guéri par la trachéotomie.

Je raconterai d'abord simplement le fait qui est l'occasion de ce travail, me réservant de produire ensuite des réflexions provoquées par l'étude pratique de la diphthérie, qui règne épidémiquement ou sporadiquement dans notre climat, depuis plusieurs années. J'aurais pu accompagner ces réflexions d'une multitude d'autres cas relatifs à la diphthérie et au croup, si j'eusse jugé ces derniers utiles à la justification ou au développement de mes idées, et si je n'avais voulu éviter l'inconvénient d'augmenter démesurément le nombre de pages que je crois devoir leur consacrer. Aussi bien, si le lecteur n'y rencontre pas des observations entières, dont il me saura gré de lui avoir épargné la fatigue, il y trouvera à chaque page des fragments d'observation ou des citations *de visu*, autant qu'il en faudra pour éclairer sa conviction,

et pour laisser à mes réflexions l'empreinte des faits pratiques.

Diphthérie antérieure, croup. — Vomitifs, trachéotomie, perchlorure de
fer à l'intérieur et à l'extérieur, toniques. — Guérison.

Le lundi 5 août 1861, je fus appelé chez M. Gay, instituteur,
rue Castel-Moton, pour voir le petit René Boude, âgé de 4 ans,
né à Guayaquil (Chili) de parents français, de Montpellier. Cet
enfant, d'une constitution assez délicate, d'un tempérament
lymphatique nerveux, fort intelligent, très-doux de caractère,
habituellement gai, est atteint depuis trois jours d'un peu d'op-
pression et d'une toux rauque, plutôt sèche qu'humide, re-
venant plusieurs fois par jour par accès assez forts, mais sans
avoir jamais causé de véritable dyspnée ni de menace de suffocation. La maladie s'est développée progressivement, et, sauf
le caractère de raucité de la toux, qui peut paraître alarmant,
elle ne semble pas différer d'un simple catarrhe bronchique au
début. Les nuits sont calmes, quoique le sommeil soit interrompu
de temps en temps par la toux ; l'arrière-gorge, examinée avec
soin, ne laisse constater qu'un peu de rougeur à l'isthme du
gosier, sur les piliers du voile du palais. Mais l'enfant accuse
de la douleur dans la région laryngo-trachéale, ainsi qu'à la
partie supérieure de la poitrine, un peu de difficulté dans la dé-
glutition ; il est frappé d'une tristesse qui contraste avec sa gaîté
habituelle ; enfin, je ne puis m'empêcher de me rappeler qu'il
a été atteint, il y a huit mois, de diphthérie sur les pustules
vaccinales, à la suite de la vaccination, qui fut pratiquée à cette
époque par un autre médecin sur les deux bras, et que j'eus
quelque peine à triompher par la cautérisation et les toniques
de cette redoutable complication.

Au reste, l'indication est précise : la langue est un peu sa-
burrale, et ne le fût-elle pas, s'agirait-il de croup ou de catarrhe

bronchique au début, il n'y a pas à hésiter sur l'administration d'un vomitif, particulièrement de l'ipécacuanha.

Je prescris donc *30 centigrammes d'ipécacuanha pulvérisé dans 30 grammes de sirop d'ipécacuanha*, à prendre en trois doses à quinze minutes d'intervalle l'une de l'autre.

Ce médicament, administré dans la soirée, provoque des vomissements abondants et une détente marquée, sous l'influence de laquelle le petit malade passe une bonne nuit.

Le lendemain, 6 août, il y a un peu de soulagement ; mais les mêmes symptômes persistent, à un degré moindre. Le petit malade garde la chambre, comme la veille. Il prend du lait, des potages, de la tisane de mauve et de violettes gommée, un peu de sirop pectoral de Maloët.

7 août. Même état. Le soir, la respiration paraît un peu plus gênée et un peu bruyante ; la rougeur du bord libre du voile du palais, des piliers et des amygdales persiste. Je reviens à l'ipécacuanha : la nuit est bonne.

8 août. La gêne de la respiration augmente un peu dans la soirée ; la toux est toujours rauque ; la rougeur de l'isthme du gosier prend une légère teinte livide, sans s'étendre au-delà de son siége primitif. — Même alimentation, mêmes tisanes pectorales.

9 août. La nuit a été plus agitée ; le matin, la respiration est sensiblement plus gênée, la toux prend un caractère plus rauque et presque croupal ; il y a de légers accès de dyspnée, le pouls s'accélère, l'enfant paraît affaissé ; les surfaces rouges de l'isthme du gosier sont recouvertes, par places, de plaques manifestement diphthéritiques.

Je détache les fausses membranes, en frottant les surfaces malades avec le doigt indicateur recouvert d'un linge ; je constate leur nature diphthéritique ; les surfaces dépouillées sont légèrement saignantes : je les barbouille aussitôt avec un pinceau chargé de *perchlorure de fer à 30°*. Je reviens une troisième fois au *vomissement*, et je prescris: *alimentation tonique*, potage, jus de viande, chocolat, décoction légère de quinquina coupée avec du lait; enfin, d'heure en heure une cuillerée *de solution de trente gouttes de perchlorure de fer à 30° dans un verre d'eau sucrée*.

Dans la journée, les symptômes s'aggravant, je reviens au *badigeonnage* de l'arrière-gorge avec le *perchlorure de fer*, m'efforçant d'atteindre la glotte avec le pinceau.

Le soir, les symptômes deviennent alarmants : le pouls est rapide, la toux et la voix ont le caractère croupal le plus prononcé, la gêne de la respiration commence à faire ressentir ses effets sur l'hématose, dont l'imperfection se trahit par un léger bleuissement des lèvres et des muqueuses. La trachée, les bronches, les poumons paraissent sains ; l'auscultation ne fait percevoir de bruit anormal sur aucun point de la poitrine. Tout le mal paraissant concentré dans le larynx, je déclare que la trachéotomie est la seule chance de salut pour le petit malade, et je la propose à ses tantes, les seuls parents qui soient auprès de lui. Sur leur refus, j'insiste et je demande une consultation.

A huit heures et demie, je revois l'enfant avec M. Bouisson. Les symptômes s'aggravent de manière à ne plus laisser l'espoir de conserver le malade à la vie plus de quelques heures : la gêne de la respiration est extrême, chaque inspiration est rauque, bruyante et s'entend d'une chambre voisine ; la coloration des lèvres et des conjonctives est bleuâtre et fait présager l'imminence de la suffocation et de l'asphyxie. Quelque éloignés que nous soyons de pratiquer une opération dans les cas trop fréquents où les progrès de la diphthérie vers les bronches lui ôtent toute probabilité de succès, M. Bouisson et moi sommes d'accord pour conclure que l'intégrité de ces organes chez notre malade, dont le larynx est évidemment le siége exclusif du mal, indique ici la trachéotomie d'une manière formelle. Cette conclusion étant adoptée par la famille, l'opération est décidée,

A dix heures du soir, je pratique la *trachéotomie*, en présence de M. Bouisson, qui a bien voulu m'assister.

Le petit malade couché sur une table, la tête renversée sur un oreiller, pour tendre la région cervicale, je me place à sa gauche pour inciser la trachée de bas en haut, dans le but d'éviter le danger d'atteindre par une échappée du bistouri, dans un mouvement de l'enfant, les gros vaisseaux du cou à leur sortie de la poitrine ; je pratique une incision sur la ligne médiane, dans le lieu et suivant les règles prescrites. Le volume du cou de l'enfant, assez gras et un peu œdématié, l'abondance du sang veineux, rendirent cette opération un peu longue, laborieuse, et moins aisée qu'elle ne l'est habituellement et qu'elle ne l'a été pour moi jusqu'ici, dans les cas où je l'ai déjà pratiquée. Malgré l'abondance de l'hémorrhagie veineuse, ayant fixé le cartilage cricoïde à l'aide d'un crochet maintenu par un aide, je glissai la pointe du bistouri sur l'ongle de l'indicateur de la main gauche appuyé sur le quatrième cerceau de la trachée ; je pénétrai dans ce tube et je divisai en remontant les trois anneaux supérieurs. Sans ôter mon indicateur gauche, j'introduisis rapidement dans la trachée la pince dilatatrice, et sur elle une canule double de petit calibre. L'enfant, à demi asphyxié, fut aussitôt redressé, et sa respiration rétablie par quelques excitations sur le visage, les mains, etc. Un peu de sang, qui avait déjà pénétré dans la trachée-artère, fut rejeté par quelques expirations brusques, et l'hémorrhagie s'arrêta instantanément.

La canule bien assujétie, recouverte d'une cravate de mousseline, l'enfant fut remis dans son lit. Pour achever de rétablir la liberté des inspirations, je fis promener des sinapismes sur les extrémités pendant les premières heures, et je laissai auprès de lui, pour le reste de la nuit, un élève intelligent, chargé de le surveiller et de nettoyer la canule aussi souvent que son obstruction par le sang ou les mucosités pourrait le nécessiter.

En même temps, je prescrivis une *alimentation soutenue*, comme la veille, et la continuation de la solution de *perchlorure de fer*.

10 août. La nuit a été bonne. L'enfant a été calme, dans un état de somnolence presque continu, et qui eût été un vrai sommeil, sans la nécessité de nettoyer la canule à plusieurs reprises.

La canule intérieure est retirée et désobstruée cinq fois dans la journée, vu l'abondance des mucosités épaisses, filantes, glaireuses qui y sont accumulées par des efforts d'expiration. L'enfant se met une fois sur son séant à mon arrivée; il m'accueille à chaque visite avec un air de bonté et de satisfaction, qui témoignent de sa reconnaissance pour le service qui lui a été rendu par l'opération. — Mêmes prescriptions : chocolat, bouillon, potage, jaune d'œuf, jus de viande rôtie. Continuation, par cuillerée toutes les heures, de la solution de 50 gouttes de perchlorure de fer à 30° dans un verre d'eau sucrée, avec recommandation d'épuiser cette dose en vingt-quatre heures et de la renouveler chacun des jours suivants.

11 août. La nuit a été très-bonne. L'enfant a sommeillé à plusieurs reprises. De trois à sept heures du matin, il a dormi sans discontinuité. Il sort toujours des glaires par la canule.

12 août. L'amélioration va en augmentant. Les mucosités qui sortent par la canule sont moins abondantes, mais jaunâtres, plus épaisses et plus adhérentes. Du reste, la garde-malade retire elle-même la canule intérieure, la nettoie et la replace plusieurs fois par jour avec assez de soin et d'intelligence, pour que ce petit pansement, d'une importance extrême, ne nous cause plus aucune préoccupation.

Les bords de la plaie deviennent manifestement diphthéritiques; *je les badigeonne fortement avec le perchlorure de fer*. J'augmente l'alimentation, ajoutant au régime quelques solides légers, tels que des biscuits, et un peu d'eau et de vin sucrés,

15 août. L'enfant dort toute la nuit; il n'est réveillé que par le besoin de nettoyer la canule, environ toutes les quatre ou cinq heures. Dans la journée, il se met lui-même sur son séant pour prendre ses repas. Il n'y a pas eu de garde-robes depuis l'opération. — Lavement huileux suivi d'un résultat satisfaisant. — Badigeonnage des bords de la plaie avec le per-chlorure de fer.

Les jours suivants, l'alimentation est progressivement aug-mentée, la solution martiale continuée avec soin, la plaie touchée tous les jours avec le perchlorure de fer. L'appétit re-naît, les digestions sont faciles, les garde-robes régulières. L'enfant joue sur son lit une partie de la journée; il cause par signes avec une vive satisfaction, et témoigne une grande re-connaissance envers ceux qui le soignent.

Enfin, le 18 août, après avoir essayé la veille la liberté du larynx, en ôtant la canule à deux reprises et la replaçant quel-ques minutes après, je la supprime définitivement et je prépare la réunion de la plaie. Je rapproche dans ce but les deux lèvres à l'aide de deux longues bandelettes de sparadrap qui, partant de la nuque, se croisent sur la plaie, l'une au-dessous de l'autre, et, passant sous les aisselles, vont se croiser de nou-veau au milieu de la partie supérieure du dos sur leur point de départ. Ce pansement est renouvelé d'abord deux fois, puis une seule fois par jour. A la fin, les bourgeons charnus sont touchés tous les jours avec le nitrate d'argent.

Cependant l'enfant respire très-bien; il parle, l'émission de la voix devenant tous les jours plus facile, plus forte et plus distincte. Quelques jours après, il peut s'habiller et se lever; il prend des aliments solides, du pain, de la viande, etc. Je continue à prescrire un bon régime, une alimentation tonique, et la solution de perchlorure de fer, qui a été administrée jus-qu'au 27 août, jour où la cicatrisation de la plaie est complète, et où l'enfant est si bien guéri, qu'il a plus de force, un meilleur teint et un air de santé plus satisfaisants qu'avant le début de sa maladie.

Depuis lors, je l'ai revu plusieurs fois et je n'ai constaté aucune altération dans sa santé.

La publication de ce fait, qui m'a paru d'abord digne d'intérêt, m'a suggéré bientôt la pensée de le faire suivre de réflexions qui ne se rattachent pas seulement à lui, mais à l'étude même du croup et à celle de la diphthérie en général.

Depuis plusieurs années, il n'est pas un médecin qui, péniblement préoccupé des ravages causés par cette terrible affection, n'ait cherché à connaître les conditions générales de son développement et à préciser les conditions spéciales de son apparition dans une contrée ; à pénétrer les causes de ses manifestations à l'état sporadique et l'origine de ses invasions sous la forme épidémique ; à faire la part des causes prédisposantes et celle des causes déterminantes ; à dévoiler, s'il est possible, la cause efficiente et la nature même de la maladie ; — pour éclairer une voie encore obscure et assurer une marche trop longtemps indécise dans l'institution de moyens préventifs ; l'organisation d'un traitement rationnel offrant des chances réelles de succès ; la détermination des indications véritables ; l'application d'une médication efficace ; enfin la meilleure manière d'employer les médicaments les plus propres à réaliser cette médication et à remplir ces indications.

Je ne présenterai peut-être rien de bien nouveau, après les recherches exactes et les beaux travaux qui ont été faits sur cette matière. Je ne prétends pas non plus grossir cet exposé par une érudition peu nécessaire au but que je me propose. Je crois pourtant pouvoir être utile, en apportant le fruit de mes recherches dans une ville, dans une contrée dont le climat diffère de ceux où la diphth-térie a été le plus souvent observée et décrite, et en consignant le résultat des réflexions qui m'ont été inspirées par des observations très-nombreuses, très-variées, offrant en un mot un champ suffisant à l'induction, à la comparaison des faits, à la généralisation des idées.

La première partie de ces réflexions se rattachera aux conditions de développement des affections diphthéritiques; la seconde à la nature de ces affections et à leurs indications thérapeutiques.

II.

Recherches sur les conditions météorologiques du développement du croup et de la diphthérie, à Montpellier.

Le premier fait qui m'a frappé, c'est la rareté des affections diphthéritiques, et particulièrement du croup, dans la ville de Montpellier et les contrées environnantes (de mémoire de médecin), avant l'épidémie de 1857-1858. Je ne me rappelle pas en avoir, pour ainsi dire, vu ni même en avoir entendu parler, si ce n'est comme d'une maladie très-rare, avant mes études médicales; je n'ai retrouvé, dans les travaux émanés de nos praticiens du Midi, aucun mémoire qui témoignât qu'on eût eu l'occasion de s'en occuper d'une manière sérieuse.

Pour ne parler que du *croup* (car il n'est pas facile d'avoir de pareils renseignements sur la diphthérie), j'ai fait quelques recherches dont on peut conclure, sinon rigoureusement, du moins approximativement, les différences de la mortalité causée chaque année par le croup dans cette ville, depuis 1853 jusqu'à 1861. Ces recherches, les plus positives que l'on puisse entreprendre sur une pareille question, m'ont donné le résultat suivant :

TABLEAU COMPARATIF,

année par année, du nombre des décès causés par le croup dans la ville de Montpellier, depuis 1853 jusqu'à 1861.

Années.	Décès causés par le croup.	Décès causés par les angines.
1853	5	9
1854	12	16
1855	13	14
1856	9	5
1857	77	15
1858	94	64
1859	1	22
1860	14	6
1861	31	8

Remarques. — J'ai ajouté aux nombres des décès par le croup, celui des décès causés par les angines. Sans les confondre, il est bon de les laisser en regard, pour les additionner au besoin comme des unités de même ordre, et cela pour deux motifs : le premier, c'est que la même maladie a pu être désignée indifféremment par quelques praticiens sous l'une comme sous l'autre de ces deux dénominations ; le second, c'est que les angines mortelles ont dû être, pour un grand nombre, des angines diphthéritiques, par conséquent des manifestations de l'affection qui fait l'objet de nos recherches.

Je ferai observer que presque tous les décès par le croup sont des décès d'enfants au-dessous de six ans, et que la mortalité par les angines porte sur les enfants plus que sur les adultes. Je me contente de signaler ce résultat, sans charger le tableau de nombres justificatifs.

Je regrette de n'avoir pu commencer ce relevé antérieurement à 1853, mais les documents authentiques sur ce sujet font entièrement défaut.

On voit, à la lecture de ce Tableau, que le nombre des décès par le *croup* (que je puis assurer avoir été moindre encore avant 1853) est peu considérable jusqu'en 1857 et 1858, où il s'élève subitement aux proportions énormes de 77 et de 94, pour redescendre à 1 en 1859, et remonter à 14 en 1860 et à 31 dans les onze premiers mois de 1861.

Je ferai observer que ce résultat ne peut être qu'approximatif, vu les incertitudes de diagnostic, surtout avant la dernière épidémie, qui a éclairé la connaissance clinique de cette terrible maladie dans l'esprit de beaucoup de praticiens ; et vu les difficultés, les irrégularités inhérentes et, pour ainsi dire, inséparables de la constatation des décès, relativement à la nature de la maladie qui a causé la mort. Quoi qu'il en soit, tel qu'il est, il me paraît suffisant pour mettre hors de doute la réalité d'impressions personnelles, de souvenirs cliniques, du témoignage oral de nombreux praticiens d'un âge avancé. D'accord avec la tradition, ces chiffres démontrent combien le croup a été rare ici, dans les époques qui ont précédé l'apparition de la dernière épidémie.

Cette rareté relative de la diphthérie pendant un grand nombre d'années antérieures à l'épidémie récente, explique suffisamment, si elle ne la justifie, l'ignorance d'un grand nombre de praticiens de nos contrées sur les dangers de cette redoutable affection, sur sa nature, sur le traitement qui lui convient. Je dois avouer que si je n'avais été témoin de son développement dans les hôpitaux de Paris, que si je n'avais lu et médité les travaux de M. Bretonneau et des cliniciens qui ont décrit les épidémies de diphthérie ayant apparu, à diverses époques, dans les pays dont les conditions climatériques sont favorables à sa manifestation, je me serais difficilement garé des incertitudes et des erreurs dont j'ai pu constater si souvent les funestes résultats.

Je ne m'en suis pas tenu là ; j'ai voulu connaître la marche du croup et de la diphthérie parmi nous, jour par jour, ou tout au moins mois par mois, afin de mieux saisir ses croissances et ses décroissances, sa continuité, ses interruptions, ses inégalités, et de pouvoir les comparer plus tard aux variations dans la marche de l'état météorologique de notre climat, de nos constitutions

saisonnières, ou de telle autre circonstance pouvant exer-
cer une influence quelconque sur le développement de
cette maladie. Le résultat de ces nouvelles recherches est
représenté par le Tableau suivant :

TABLEAU COMPARATIF,

*mois par mois, du nombre des décès causés par le croup dans
la ville de Montpellier, depuis 1856 jusqu'à 1861.*

ANNÉES	Janv.	Fév.	Mars.	Avril.	Mai.	Juin.	Juil.	Août.	Sept.	Octob.	Nov.	Déc.	TOTAL.
1853.													5
													9
1854.													12
													16
1855.													13
													14
1856.	..	..	..	1	.	.	1	2	2	1	1	1	9
	..	..	..	..	*1*	.	.	.	*1*	*1*	*2*	..	*5*
1857.	2	..	4	7	1	1	4	3	5	10	19	21	77
	5	*1*	..	..	.	.	.	.	.	*3*	*2*	*4*	*15*
1858.	24	23	15	17	3	1	1	1	2	4	3	..	94
	12	*10*	*8*	*7*	*8*	*7*	*5*	*4*	*2*	*1*	..	..	*64*
1859.	..	..	..	..	.	.	1	.	.	..	..	..	1
	3	*4*	*2*	*2*	.	*4*	.	*2*	.	*1*	*4*	..	*22*
1860.	1	1	..	4	1	.	1	.	1	2	2	1	14
	1	..	*1*	..	.	.	.	.	*1*	*3*	..	..	*6*
1861.	..	2	1	6	6	5	5	2	.	2	2	..	31
	1	..	..	..	.	*2*	*1*	.	*1*	*3*	..	..	*8*

Les chiffres désignant les nombres des décès par les *angines* ont été
mis en italique, pour ne pas être confondus avec ceux du *croup*.

En traçant avec ce Tableau une courbe, on voit la
ligne de mortalité mensuelle par le croup, dans la ville

de Montpellier, à peine sensible dans les mois d'août et
septembre 1856, s'élever, après une interruption en
février, à une faible hauteur en avril 1857, pour redescendre en juin, s'élever en juillet, et.surtout en septembre,
octobre, novembre, décembre de la même année, en
janvier et février 1858, où elle atteint un maximum
très-considérable, descendre en avril, où elle se main-
tient à une certaine hauteur, descendre tout à fait bas en
juin, juillet, août, et remonter de nouveau en octobre
1858, pour s'interrompre en novembre, reparaître en
juillet 1859, s'interrompre de nouveau, reparaître en
janvier 1860, s'interrompre encore, reparaître, en s'éle-
vant à peine en avril, après deux interruptions reparaître
en septembre, et après quelques oscillations s'élever de
nouveau à une faible hauteur en avril, mai, juin, juillet
1861, pour décroître encore.

Cette courbe démontre manifestement l'apparition du
croup, la lenteur de son invasion, ses tentatives, si
l'on peut ainsi dire, d'élévation à l'état épidémique, qui
s'établit définitivement avec intensité et continuité depuis
octobre 1857 jusqu'à la fin d'avril 1858 ; puis sa disparition graduelle, avec une légère recrudescence en octobre de la même année ; enfin, sauf quelques interruptions, surtout en 1859, sa persistance à l'état sporadique
avec quelques oscillations qui lui font atteindre encore
par intervalles, notamment en avril, mai, juin 1861,
une certaine hauteur, d'ailleurs bien inférieure à celle de
l'épidémie dont le point culminant est en janvier 1858.

Un premier fait, tout à fait confirmatif de nos impressions personnelles, est mis hors de doute par ces recherches, à savoir : la rareté du croup avant 1856, son développement graduel et son élévation rapide, à partir de cette année, au point de constituer une épidémie qui a sévi sur notre population pendant les derniers mois de 1857 et les premiers mois de 1858 ; sa persistance, depuis cette époque, à l'état sporadique, avec des interruptions remarquables en 1859, dont l'immunité a été presque complète, et des oscillations qui ont pu reprendre, comme en 1861, l'apparence de petites épidémies.

Un deuxième fait ne pouvait manquer d'éveiller simultanément notre attention : c'est là coïncidence, dans la même constitution médicale, de l'affection croupale avec la *diphthérie* se manifestant sous toutes les formes, sur tous les organes, soit sur le même sujet, soit sur des malades différents.

En même temps que nous avions à déplorer de nombreux décès d'enfants enlevés par le croup, nous constations le développement de la diphthérie , non-seulement sur la muqueuse du larynx, de la trachée et des bronches, mais sur toutes les autres muqueuses; non-seulement sur les muqueuses, mais sur toutes les plaies, récentes ou anciennes, sur les dénudations épidermiques, sur les ulcères.

J'ai vu, pour mon compte, de fréquentes angines couenneuses et de la diphthérie développée sur tous les

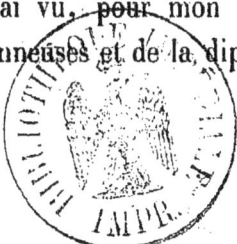

2

points de la gorge ou de l'arrière-gorge. J'en ai vu dans les fosses nasales, sur la conjonctive[1]; j'en ai vu sur la muqueuse rectale, sur les parties génitales, sur la muqueuse du prépuce chez de petits garçons, à la face interne des grandes lèvres chez de petites filles, sur le col utérin, sur le vagin chez des femmes atteintes de leucorrhée et de vaginite.

J'en ai vu sur des plaies récentes de toute sorte, à la face, au tronc ou aux membres, soit traumatiques, soit consécutives à une opération. Je me rappelle, entre autres cas, avoir vu succomber un enfant sur lequel avait été pratiquée l'ablation d'un kyste hydatique de la région sus–claviculaire; un nouveau–né, des suites du développement de la diphthérie sur la plaie du cordon ombilical et de son extension à l'ombilic et aux parties voisines; une primipare, des suites de l'invasion diphthéritique sur une légère déchirure du périnée après un accouchement terminé par le forceps; je me rappelle l'avoir combattue et avoir eu de la peine à en triompher sur la plaie résultant de l'incision faite au prépuce dans un cas de phimosis; je l'ai même vue se développer sur des piqûres faites à la jambe d'une femme par des sangsues, lesquelles, pour le dire en passant, avaient déjà servi, quelques jours avant, pour un enfant atteint de croup et ayant succombé à la maladie.

---

[1] M. Bouisson a publié en 1859 un mémoire sur l'*ophthalmie pseudo-membraneuse*. (*Montpellier médical*, tom. III, pag. 385.)

Enfin , j'en ai vu souvent sur des ulcères du col de la matrice, sur les excoriations du mamelon, sur la dénudation épidermique produite par l'intertrigo sécrétant, qui se développe si fréquemment derrière les oreilles chez les enfants et même chez des adultes ; plus souvent encore sur des vésicatoires , soit aux bras , soit aux jambes ou sur d'autres parties du corps, notamment chez des enfants dont j'ai vu un grand nombre mourir des suites de cette complication méconnue ou mal traitée.

Un troisième fait, non moins frappant que les deux précédents, c'est la *constitution climatérique* exceptionnelle qui a précédé, préparé, et probablement déterminé, si elle ne l'a même engendrée, la constitution médicale aussi exceptionnelle, caractérisée par le développement de la diphthérie. J'ai fait des recherches à cet égard , et j'ai recueilli, mois par mois et année par année , la direction des vents et leur fréquence relative, la température et ses variations, la quantité de pluie tombée dans un temps donné et le nombre des jours pluvieux. J'ai mis en regard des résultats obtenus sur ces divers éléments de la constitution atmosphérique, ceux que j'ai pu me procurer sur la fréquence , sinon de la diphthérie , qui ne figure pas dans les causes de décès , du moins du croup, qui en a été la manifestation à la fois la plus terrible , la mieux connue et la seule incriminée ; et, quoique ces résultats ne puissent passer certainement que pour approximatifs, ils n'en sont pas moins précieux à enre-

gistrer, pour nous aider à déterminer les conditions extérieures du développement, soit du croup, soit de la
diphthérie.

Ici, encore une fois, je laisse parler les indications
météorologiques et les chiffres : leur concision a plus
d'éloquence que tous les raisonnements *à priori*.

TABLEAU COMPARATIF,

*année par année, de la constitution atmosphérique et de la
mortalité par le croup, dans la ville de Montpellier, depuis 1852 jusqu'en 1861.*

ANNÉES.	Constitution atmosphérique.				Constitut. Médicale.	
	VENTS d'E.	QUANTITÉ de pluie.	JOURS PLUVIEUX.		DÉCÈS par	
			Martins.	Roche.	croup.	angine.
1852	143	675	57	»	»	»
1853	150	1,268	89	»	5	9
1854	99	453	47	»	12	16
1855	127	849	71	»	13	14
1856	133	1,196	68	»	9	5
1857	169	1,508	76	92	77	15
1858	144	777	57	77	94	64
1859	170	541	54	73	1	22
1860	145	1,011	63	90	14	6
1861	»	»	»	»	31	8

Remarques. — Ce tableau a été construit d'après le dépouil-
lement des feuilles météorologiques rédigées, au Jardin des
Plantes, par mon collègue le professeur Martins, depuis 1852,
et les renseignements fournis par lui au *Journal d'agriculture*,
de Barral. Mon ami le professeur Roche m'a communiqué aussi

le résultat des observations faites à la Faculté des sciences depuis 1857, et m'a fourni des éléments de comparaison entre les résultats des observations présentes et ceux des observations antérieures, notamment de Badon (1757-1771), de Mourgues (1772-1785), de Poitevin (1766-1802), de la statistique de l'Hérault (1802-1817), du *Bulletin de la Société d'agriculture* (1823-1829), de Castelnau (1835-1851.) -

Je n'ai pas cru devoir charger le tableau des indications thermométriques, qui ne donnent que des éléments insuffisants de comparaison, et dont les variations ne m'ont pas semblé d'ailleurs concorder, dans leurs faibles écarts, avec les variations météorologiques d'un autre ordre. Il est donc inutile de faire remarquer que les températures diffèrent, ainsi que les quantités de pluie, à la Faculté des sciences et au Jardin des Plantes; la température est plus basse d'environ un degré, et la quantité de pluie toujours plus considérable dans la deuxième que dans la première de ces stations; mais les rapports entre les variations sont sensiblement les mêmes. Je préviens du fait ceux qui désireraient reprendre ces recherches.

J'ai indiqué les jours pluvieux d'après l'un et l'autre observateurs, pour montrer combien on peut différer dans ces appréciations : je crois qu'il importe au médecin de compter comme tels tous les jours dans lesquels il tombe de la pluie, plutôt que d'adopter une limite en deçà de laquelle le jour n'est pas réputé pluvieux. L'influence d'un jour pluvieux, même sans pluie, si l'on peut parler ainsi, se fait sentir puissamment sur notre organisation.

Enfin, sous la dénomination de vents d'est, j'ai compté tous les vents, depuis le nord inclusivement jusqu'au sud exclusivement, en passant par l'est, ayant remarqué depuis longtemps l'influence incontestable que ces vents exercent généralement sur la santé, plus encore que sur la constitution atmosphérique. On peut, eu égard à notre sujet, les appeler de mauvais vents ; en observant toutefois que le nord droit n'est pas toujours dans cette catégorie, et que le S.-O., qui nous donne de la pluie, pourrait souvent y trouver place. Cela donne une idée de la difficulté qu'on éprouve à dresser un tableau météorologique qui puisse être vraiment-comparable à une constitution médicale : cette difficulté se présente chaque fois qu'il s'agit de comparer des unités d'espèces différentes, et d'obtenir un produit qui dépend moins de la nature de chaque facteur que de l'ensemble, et pour mieux dire, du tout engendré par leur coexistence. Comme il faut pourtant, dans tout rapprochement, un terme de comparaison, j'ai pris celui qui m'a paru, *à priori*, s'éloigner le moins de la vérité. On verra que le résultat justifie suffisamment mes prévisions.

Je regrette de ne pouvoir ajouter des indications barométriques, hygrométriques, ozonométriques, aux indications précédentes, mais je manque de documents suffisants. C'est faire appel aux observateurs futurs, que de signaler ces lacunes.

La lecture de ce Tableau permet, jusqu'à un certain point, de saisir le lien qui unit la constitution atmosphérique à la constitution médicale. Il me paraît qu'on peut en déduire des conclusions qui ne manquent pas d'intérêt ; je vais essayer de les formuler.

Notre climat méridional, quoique caractérisé par des différences remarquables entre la température des jours et celle des nuits, et par des transitions brusques bien propres à développer les affections catarrhales, rhumatoïdes, rhumatismales, est habituellement sec et chaud ; et tant qu'il a conservé ces caractères essentiels, il n'a pas paru disposer nos populations à l'apparition de la diphthérie, ou développer chez les individus une con—

stitution médicale propre à déterminer son invasion. En
hiver même, par un ciel serein, les matinées et les soirées
peuvent être très-froides, et la température thermométri-
que très-basse ; mais le milieu de la journée emprunte
à la pureté de l'air et à l'ardeur du soleil, une sécheresse
et une chaleur relative, moins accusées par le thermo-
mètre que ressenties par l'organisation, et favorables à la
santé. Les vents les plus fréquents sont : les vents d'ouest,
surtout le N.-O., qui sont les meilleurs, modérément secs
et chauds ; ceux du sud, humides mais chauds ; ceux du
nord, très-froids ou très-chauds selon la saison, mais
toujours secs. Il arrive souvent que l'eau tombe en grande
quantité à la fois, mais la somme de pluie de l'année n'est
pas pour cela plus forte, ni le nombre des jours pluvieux
plus considérable : après un jour ou deux, après quelques
jours nuageux, le temps redevient serein, plus chaud que
froid, plus souvent sec qu'humide.

Au contraire, par l'effet de causes météorologiques
qui nous échappent, à partir de 1856 et même de 1852,
notre climat a éprouvé pendant quelques années une
altération appréciable. Cette altération n'a pas porté éga-
lement sur tous les mois ni sur toutes les années, elle a
présenté en quelque sorte des intermittences. Ces intermittences n'ont offert ni de l'égalité ni de la périodicité ;
mais, en somme, dans la période de dix ans qui vient
de s'écouler, ce climat a été signalé par des intempéries,
des variations, un ensemble de caractères différents de
ceux qui ont signalé d'autres périodes, et même, paraît-il,

de ceux qui peuvent passer pour lui être habituels. Ainsi,
dans cette période, et notamment à certains moments de
cette période, au lieu d'être chaud et sec, il a été relativement humide et froid. Plusieurs hivers, au lieu de ce
froid sec qui, laissant au soleil toute son ardeur, nous
donne pendant des mois entiers de si belles journées,
nous ont apporté, sinon beaucoup de froid, du moins
une humidité presque constante, et ce froid aigre, pé-
nétrant, bien plus fatal à la santé que le froid vif et sec,
même le plus intense qu'il nous soit donné de subir dans
ce pays. Plusieurs étés participant à cette altération, au
lieu de ces longues séries de jours chauds et secs (comme
nous en avons eu un retour dans l'été exceptionnellement chaud de 1859), qui engendrent les maladies ner-
veuses et intestinales, nous ont donné plus souvent que
d'habitude des jours humides et même des jours froids.
On n'a pas oublié que l'été de 1860, le plus rapproché
de nous, fut relativement si froid qu'on put à peine prendre
des bains de mer et voir mûrir le raisin ; celui de 1859
avait été exceptionnellement chaud ; mais la plupart de
1852 à 1857, notamment ceux de 1853, 1855, 1856,
1857, ont été froids ou pluvieux. Les tableaux météorologiques mensuels que j'ai sous les yeux confirment à cet
égard nos souvenirs [1].

---

[1] A ce sujet, je ferai une remarque dont il importe, je crois,
de tenir grand compte en météorologie médicale. Le caractère
d'une constitution atmosphérique et de la constitution médicale qui

Au lieu des vents d'ouest, sud, nord, on a vu ré-
gner plus souvent, surtout pendant les années 1853,
1857, 1858, 1860, les vents d'est, vents pluvieux on
habituellement humides, en même temps que froids,
aigres, pénétrants, soit qu'ils se rapprochent du sud et
acquièrent un peu de chaleur sans rien perdre de leur
humidité, soit qu'ils se rapprochent du nord pour devenir
plus froids sans cesser d'être humides. Tous ces passages
du nord au sud par l'est (N.-E., E., S.-E.) sont des
vents engendrant une constitution atmosphérique essentiellement froide et humide. Le vent connu dans ce pays
sous le nom de *grec*, qui désigne sa direction, et avec
lequel un dicton populaire fait rimer *pluie au bec*, résume
les caractères essentiellement fâcheux de ces vents, au

---

la suit, dépend moins des différences dans les moyennes annuelles,
que des différences dans les moyennes mensuelles et de l'altération des constitutions saisonnières. Un été froid et pluvieux suivant
un hiver relativement chaud et sec, tout en donnant une moyenne
annuelle qui ne diffère pas de la moyenne normale, par la com-
pensation des extrêmes, engendre une constitution atmosphérique
essentiellement anormale et dont l'influence peut être funeste à la
santé publique. C'est là une nouvelle difficulté dont il ne faut pas
se dissimuler la valeur, quand on entreprend des recherches sérieuses sur les relations à établir entre les constitutions atmosphériques et les constitutions médicales. Le désordre des saisons
engendré par les intempéries météorologiques, prépare ou provoque l'apparition des constitutions médicales fâcheuses ou des
épidémies, bien plus que l'élévation ou l'abaissement des caractères propres à chaque saison, si ces écarts sont dans des proportions qui conservent un type ordinaire à chacune d'elles et des
rapports habituels dans leur succession.

point de vue de la constitution atmosphérique qu'ils engendrent, et de la constitution médicale qui peut lui succéder.

Quant à la pluie, non-seulement elle a été, en 1853,
1857, 1858 et 1860 [1], plus considérable que les autres
années pour la quantité d'eau qu'elle a donnée, mais elle
est revenue plus souvent dans une année; au lieu d'être
rares, les jours pluvieux ont été si fréquents, que leur
nombre s'est élevé, en 1857, jusqu'à 92 (d'après les
observations de la Faculté des sciences), tandis qu'il
ne paraît par dépasser habituellement 68, qui est la
moyenne générale résultant des moyennes particulières
données successivement par les observations de Poitevin,
de la statistique de l'Hérault, du Bulletin de la Société
d'agriculture, de Castelnau, de Martins, de la Faculté
des sciences.

Il est donc incontestable que l'état de l'air a été mo-
difié assez profondément pour donner naissance à une
constitution atmosphérique essentiellement différente de
celle qui nous est habituelle, et des constitutions saisonnières ordinaires dont la succession forme le caractère de
cette constitution climatérique générale.

Ces modifications, qui ressortent de la comparaison des
moyennes annuelles, deviennent bien plus sensibles et
plus importantes à étudier dans leur marche, par la com-

---

[1] Notamment dans l'année exceptionnelle de 1857, où il est
tombé 1^m,508 d'eau, ce qui est environ le double de la moyenne
0^m,791, calculée d'après les mêmes observations où nous avons
puisé la moyenne des jours pluvieux.

paraison des moyennes mensuelles. En étudiant les tableaux que j'en ai dressés et les courbes que j'ai dessinées d'après ces tableaux, on voit que non-seulement nombre d'années ont été pluvieuses, humides et plus riches en intempéries que les années moyennes, mais encore que plusieurs étés ont offert sous ce rapport des différences sensibles entre leurs caractères et ceux de nos étés ordinaires ; que les vents pluvieux, les jours humides et les quantités de pluie, se sont accumulés durant certains mois consécutifs (notamment à la fin de 1857 et au commencement de 1858), de manière à donner naissance à des constitutions atmosphériques anormales. Que serait–ce si nous pouvions joindre à ces résultats purement météorologiques ceux que donnerait, à coup sûr, l'étude de ces mêmes intempéries au point de vue de leur influence préjudiciable à l'exercice normal de la vie et à l'entretien de la santé !

Malgré ces lacunes, n'est-on pas frappé de voir, en jetant les yeux sur nos tableaux, que le nombre des décès causés par le croup, qui n'était que de 5, 12, 13, 9 par année, de 1853 à 1856, s'est élevé tout à coup à 77 et à 94 par an, pendant les années 1857, 1858 [1], comme

---

[1] La courbe de la mortalité du croup montre que l'épidémie de 1857-1858, qui a atteint son maximum en janvier 1858, offre, immédiatement en deçà et au-delà de ses minima, de petites recrudescences qui témoignent de la préparation de la constitution médicale qui l'a produite, de ses essais d'accroissement avant l'invasion épidémique proprement dite, de la lenteur de sa décroissance avant sa disparition ou son abaissement à l'état sporadique.

s'il était le fruit de la constitution médicale nouvelle, engendrée dans le pays par la constitution atmosphérique, aussi nouvelle, qui avait régné peu de temps auparavant? Et, comme pour nous donner la preuve de l'influence du froid humide, et du vent qui nous amène ce temps, sur l'institution de cette constitution médicale et le développement de cette maladie, ne remarque-t-on pas que les mois les plus chargés sont ceux de octobre, novembre, décembre 1857, et de janvier surtout, février, mars et avril 1858, succédant à ceux de septembre, octobre, novembre 1857, dans lesquels, par suite du cours des saisons, la constitution atmosphérique exceptionnelle dont nous avons parlé a fait ressentir le plus fortement son action?

Enfin, comme contre-épreuve, ne voit-on pas que la diminution du nombre des décès par le croup, résultant sans doute de l'amélioration de l'état sanitaire, du changement de la constitution médicale, de la cessation de l'*influenza*, a suivi la diminution du nombre des jours pluvieux, des jours froids et humides, des vents d'est, le changement dans la constitution atmosphérique, le retour à notre constitution atmosphérique normale, à notre temps sec, à nos beaux hivers, à nos chauds étés? Ne voit-on pas la recrudescence de 1861 suivre de près l'été froid, les pluies abondantes, le grand nombre de jours pluvieux, humides ou couverts de 1860, la continuité du mauvais temps et des pluies glaciales à courts intervalles de la même année?

Si je ne m'abuse, ces conséquences découlent si natu-
rellement de la comparaison facile à établir entre les diverses colonnes du Tableau, qu'elles n'ont besoin d'aucun
autre développement pour être démontrées.

En résumé, la comparaison des courbes annuelles des
jours pluvieux, des quantités de pluie, des vents réputés
mauvais, des étés à températures moyennes maxima relativement faibles, avec les courbes annuelles de la mortalité
par la diphthérie laryngienne et par les angines, démontrent, par l'établissement d'une constitution atmosphérique anormale, la préparation graduelle à la constitution
médicale qui nous a apporté le croup et toutes les affections diphthéritiques. La comparaison entre les courbes
mensuelles des mêmes éléments météorologiques et médi-
caux démontre, par leur concordance (les uns précédant
et accompagnant les autres), l'action des intempéries
atmosphériques comme cause déterminante des épidémies
grandes et petites du croup et de la diphthérie.

Je n'ajouterai qu'une remarque, c'est que, bien que
les cas de diphthérie ne soient pas consignés, comme ceux
de croup, parmi les causes de décès, il n'a échappé à aucun praticien que la diphthérie a régné à la même époque
que le croup, qu'elle a régné épidémiquement, que les
cas en ont été très-nombreux, et qu'elle a sévi sur la population. De cette remarque, dont l'exactitude peut être
affirmée de la manière la plus absolue, il résulte :

1° Que le croup que nous avons observé est bien une
diphthérie laryngienne, ou une maladie de la même classe,

dépendant de la même affection que les autres innombrables maladies diphthéritiques observées à la même époque, ce qui ne surprendra personne et ce qui passerait assurément sans conteste, alors même que l'observation simultanée de la diphthérie à l'isthme du gosier, chez les malheureux enfants atteints de croup, ou la constatation des diphthéries laryngiennes par les autopsies (dont j'ai déposé une preuve, entre autres, dans le musée de la Faculté), n'en auraient pas donné une démonstration essentiellement topique;

2° Que la même constitution médicale qui a produit le croup, a produit aussi toutes les autres manifestations de l'affection diphthéritique, et que toutes ces maladies, de même qu'elles se rattachent à une seule affection, dépendent aussi d'une constitution médicale commune, laquelle, à son tour, dérive d'une même constitution atmosphérique ;

3° Enfin, que le froid humide, qui caractérise cette constitution climatérique, a de l'influence sur l'apparition du croup, non-seulement, on peut même dire non pas tant, parce qu'il exerce une action fâcheuse sur le larynx et sur les voies aériennes, qu'il détermine le développement des angines, des catarrhes bronchiques, etc., que parce qu'il favorise l'apparition de la diphthérie elle-même, de sa manifestation sur tous les points du corps, chez tous les sujets, en un mot de l'affection dont toutes les maladies que nous avons citées ne sont que des localisations variables pour le siége, identiques pour la nature.

On peut dire seulement que le froid humide ne favorise
pas moins la localisation de la diphthérie sur le larynx,
qu'il ne favorise l'apparition même de la diphthérie; de
sorte qu'il exerce une action en quelque sorte double sur
cet organe, sur lequel il semble malheureusement porter
ses coups avec d'autant plus d'assurance qu'il est plus sûr
de l'atteindre.

Une dernière observation sur les rapports de succession, et probablement de causalité, entre la constitution
atmosphérique froide-humide et l'apparition de la diphthérie, c'est que cette affection, très-rare antérieurement
dans nos contrées, y a fait invasion et y a sévi cruellement
lorsque notre constitution atmosphérique a subi des chan-
gements qui l'ont assimilée à celle des pays tels que Paris,
Lyon, Nantes, Tours, etc., situés sur le cours des grands
fleuves, habituellement froids et humides, et les seuls
jusqu'à aujourd'hui dans lesquels le croup, en quelque
sorte endémique, ait manifesté sa fatale puissance par des
recrudescences épidémiques fréquentes.

Le quatrième fait qui nous a frappé, après la constatation de l'existence épidémique de la diphthérie et les
essais d'induction que nous venons de faire sur les causes
climatériques de son invasion, c'est la persistance de cette
affection parmi nos maladies régnantes. Depuis ce que
nous pouvons appeler, relativement à notre immunité antérieure, la grande épidémie de 1857-1858, la diphthérie n'a pas cessé d'apparaître autour de nous, mais

dans des proportions infiniment moindres et le plus souvent avec les caractères de l'état sporadique. De même
que pour d'autres maladies, telles que la rougeole, la
variole, le choléra lui-même, nous voyons, après les
grandes épidémies, de petites épidémies se manifester par
intervalles, et tout au moins des atteintes individuelles
rappeler de temps en temps à notre mémoire, par des
tableaux isolés, les caractères du fléau ; de même aussi
nous avons vu, après l'immunité relative de 1859, une
réapparition épidémique, dans de petites proportions, en
avril, mai, juin, juillet 1861, et presqu'à tous les autres
moments, des atteintes particulières, quelquefois nombreuses, mais évidemment insuffisantes, par leur nombre
et leur caractère, pour constituer une véritable épidémie.
Cette année, j'ai vu aussi de la diphthérie se manifester
chez quelques sujets : chez une petite fille, à la vulve, où
elle a malheureusement été longtemps méconnue; chez
un adulte, sur une plaie du prépuce dont le traitement
m'a causé pendant une semaine les plus sérieuses inquié-
tudes, et chez quelques autres sur divers organes qui ont
été guéris facilement, sous l'influence d'un traitement
rationnel. Je suis sûr d'en avoir observé un plus grand
nombre de cas que dans les deux années précédentes, et
probablement en rapport avec le nombre des cas de croup.
Mais ces nombres n'ont pas dépassé plus que ceux de
croup les limites d'une petite épidémie, comme on a l'habitude d'en voir survenir pour telle autre maladie sporadique.

Du reste, je disais que, non-seulement le nombre, mais le caractère des manifestations diphthéritiques ont été insuffisants depuis deux ans, pour constituer une véritable ou du moins une grande épidémie. Je m'explique. Dans l'épidémie de 1857-1858, comme dans toutes les épidémies, ce caractère était une gravité absolue; à l'état sporadique où nous observons la diphthérie depuis lors, sa gravité est relative. Dans le premier état, c'est-à-dire pendant l'épidémie, la maladie pouvait frapper sur tout le monde, atteindre les forts comme les faibles, envahir tous les organes, naître spontanément et sans contagion, résister au traitement ou suivre une marche rapide. Dans le second, c'est-à-dire à l'état sporadique, l'influence du sujet se fait sentir davantage : d'après mes observations, les sujets faibles, épuisés, sont incomparablement plus atteints que les autres, soit à la suite de fatigues, d'excès vénériens, soit à la suite d'une longue maladie et d'un état anémique prononcé ; chez les sujets plus forts, et d'ailleurs rares, la contagion détermine le développement de l'affection; celle-ci paraît avoir moins de tendance à se manifester chez eux spontanément ; en même temps, si la gravité de la maladie n'est pas amoindrie, sa curabilité paraît augmentée. N'est-ce pas en partie à cette circonstance que je dois rattacher le salut du petit malade dont l'observation est en tête de ce travail ?

De l'exposé des faits qui précèdent, on peut tirer les conclusions suivantes :

3

Sous l'influence d'altérations graves et persistantes de notre constitution atmosphérique normale, la *diphthérie*, paraissant à peu près inconnue à Montpellier et dans nos climats avant ces dernières années, s'y est développée depuis 1853 et 1854, surtout depuis les derniers mois de 1857 et les premiers de 1858, où elle a revêtu la forme épidémique grave. Elle y réside actuellement, et pour un temps indéterminé, à l'état sporadique. Elle peut éprouver, sous l'influence d'intempéries atmosphériques, des recrudescences qui peuvent passer pour des retours épidémiques faibles. Cette affection, sans rien perdre de ses caractères distinctifs et de sa gravité, paraît être, suivant les circonstances de ses manifestations, plus facilement curable à l'état sporadique qu'à l'état épidémique. Enfin, la faiblesse des sujets atteints diminue pourtant les chances de guérison, et le retour de conditions climatériques mauvaises peut agir dans le même sens, en favorisant le retour de l'état épidémique à des degrés divers.

De là, des indications particulières, relativement au traitement préventif et au traitement curatif de cette affection, sur lesquelles nous aurons à revenir bientôt, après avoir déterminé préalablement la nature de la maladie, son invasion, ses divers modes de propagation, et sa double tendance à se généraliser lorsqu'elle est primitivement locale, ou à se localiser lorsqu'elle est primitivement générale.

III

. De la nature et du traitement de la diphthérie laryngienne.

Dans la première partie de ce travail, j'ai exposé le résultat de mes recherches sur les conditions météorologiques au milieu desquelles la diphthérie (particulièrement la diphthérie laryngienne) a paru se développer à Montpellier et dans les contrées méridionales environnantes. Quelle que soit la valeur de ce résultat, elle ne peut suffire, dans l'état actuel de nos connaissances, à la détermination de la nature de la diphthérie.

On doit admettre une relation intime entre la nature d'une maladie et sa cause essentielle ; mais on ne saurait établir un rapport aussi direct entre cette même nature et les conditions intérieures ou extérieures au milieu desquelles nous voyons une maladie se développer. Entre ces conditions et la manifestation morbide, nous saisissons une succession qui nous dispose à établir entre ces deux termes une relation de cause à effet plus souvent apparente que réelle. Autant la cause essentielle et la nature d'une maladie tendent à se confondre, parce qu'elles expriment l'une et l'autre la modification spéciale ou l'affection de l'être vivant qui imprime à la maladie son cachet caractéristique ; autant ces deux termes diffèrent des modifications nées au sein de l'organisme ou venues du dehors, dont les influences prédisposante, déterminante ou occasionnelle, se combinent de manière à réaliser dans l'organisme les conditions les plus favorables au développement de la maladie. L'étude des causes (telles que nous les entendons) ne peut donc se confondre en pathologie avec celle de la nature de l'affection, et le problème étiologique se distingue par là du problème pathogénique.

S'il est pourtant des maladies dont la nature affecte un rapport plus immédiat avec les conditions au milieu desquelles l'observation nous montre qu'elles se développent, ce sont à coup sûr les maladies spécifiques, et j'avoue qu'il ne me répugne pas de placer la diphthérie dans cette catégorie; mais encore faut-il reconnaître que, même dans les maladies spécifiques les mieux avérées, l'effet ne suit pas toujours la cause, l'organisme pouvant résister à son impression; et que pour les autres, en supposant que l'observation ultérieure confirme toujours les premiers résultats de nos recherches, on ne saurait déduire rigoureusement de la connaissance de la cause celle de la nature.

Aussi, quelle que soit la solution que l'avenir réserve au problème de la spécificité de la diphthérie, nous devons, dans l'intérêt du traitement, chercher à nous faire une idée de sa nature, non-seulement par l'étude des conditions au milieu desquelles elle se produit, mais encore par la connaissance de sa manifestation symptomatique et par l'épreuve du traitement, véritable pierre de touche de la nature d'une maladie.

Or, il résulte des observations que nous avons pu faire

à Montpellier, non-seulement sur les conditions météorologiques du développement du croup, mais sur toutes
les autres circonstances au milieu desquelles nous avons
constaté la production de la diphthérie, que la nature de
cette affection est essentiellement adynamique. Au témoignage de ces circonstances, que nous passerons rapidement
en revue, nous ajouterons celui des symptômes locaux,
des symptômes généraux et du traitement.

Le plus grand nombre des malades sur lesquels nous
avons observé le développement de la diphthérie étaient
des enfants, appartenaient à la classe pauvre, ou pouvaient
passer pour des sujets faibles, épuisés par une alimentation
insuffisante, par des maladies antérieures, par quelque
opération grave, par des suites de couches, etc. Il ne faut
pas croire pourtant que les hommes se trouvant dans des
conditions différentes de celles-ci aient été toujours à l'abri
de cette terrible affection. Il est notamment deux circonstances dans lesquelles les sujets forts peuvent être
atteints, sinon à l'égal des faibles, du moins dans une
mesure qu'il ne nous est pas donné de déterminer : ce
sont les grandes épidémies qui, dans cette maladie comme
dans les autres maladies épidémiques, nous ont paru sévir
sur les organisations débiles, sans respecter les plus vigou-
reuses, et les cas de contagion, dans lesquels le contact de
la matière diphthéritique peut, d'après nos observations,
déterminer le développement d'une diphthérie chez le
sujet le mieux constitué. Telles sont les remarques que

nous avons faites sur les conditions intérieures du développement de la diphthérie.

Quant aux conditions extérieures de ce développement,
le résultat des recherches que nous avons exposé montre
quelle influence appartient à l'action longtemps prolongée
du froid humide, surtout de l'humidité, c'est-à-dire
d'une constitution atmosphérique relâchante, débilitante.
Nous reviendrons bientôt, en parlant de l'invasion et de
la propagation de la maladie, sur le mode d'action que
nous pouvons attribuer à cette constitution atmosphérique.
D'ailleurs, nous l'avons déjà fait pressentir, nous ne pré-
tendons pas que la diphthérie et le croup doivent nécessairement éclater au milieu de cette constitution ou qu'ils
n'aient pu paraître, ailleurs qu'à Montpellier, pendant
l'été ou pendant une saison de chaleur et de sécheresse;
mais nous constatons que la diphthérie, antérieurement
inconnue dans ce pays, aussi loin que peut remonter la
mémoire des médecins vivants, a éclaté à la suite d'une
altération climatérique évidente et ayant persisté pendant
plusieurs années consécutives. C'est à la persistance lon-
guement soutenue de cette altération climatérique, que
nous attribuons la préparation de l'épidémie diphthéritique.

Quant à l'époque où celle-ci a sévi sur un point ou
sur un autre, elle n'est pas nécessairement dépendante des
mêmes altérations météorologiques Sur un point, à Montpellier par exemple, elle a coïncidé manifestement avec
ces altérations, comme le prouve la ligne de mortalité de

l'hiver 1857-1858, accompagnant le maximum de froid humide ou de jours pluvieux si remarquables de la même époque. Mais dans une autre localité, elle a pu survenir dans de tout autres circonstances, au milieu de conditions météorologiques différentes et par elles-mêmes très-saines, soit que le transport de la maladie par la contagion, soit que telle autre influence qui nous échappe ait favorisé cette invasion et donné à la maladie le caractère épidémique. Mais nous nous croyons autorisé à penser que, tout en ayant pu éclater sous l'influence de causes déterminantes différentes dans un cas et dans un autre, la maladie n'aurait point paru dans l'un ni dans l'autre cas, si la constitution médicale capable de l'engendrer n'eût été préparée, de longue main, par une constitution atmosphérique aussi inusitée à ces contrées que la diphthérie elle-même, et suffisamment prolongée pour imprimer, à partir d'un certain moment, un caractère spécial aux maladies régnantes.

Les symptômes locaux suffiraient à eux seuls pour faire naître la présomption de la nature adynamique de la diphthérie.

Sous ce rapport, il nous semble que les idées des pathologistes n'ont pas été très-nettes, et que nous devons à cette obscurité l'incertitude qui règne encore dans l'esprit d'un grand nombre de praticiens sur l'efficacité douteuse de moyens thérapeutiques trop vantés ou trop décriés, suivant l'application qu'on a prétendu en faire. D'abord, l'expression vague et partant ambiguë de *croup*, confondant la diphthérie laryngienne avec des maladies bien moins dangereuses ou bien moins graves parce qu'elles sont plus facilement curables ; en second lieu, la dénomination de *fausse membrane* étendue à des productions très-diverses qu'on a regardées comme diphthéritiques par cela même qu'on les avait désignées sous le nom commun de pseudo-membraneuses , ont été deux causes capitales de confusion entre les maladies véritablement diphthéritiques et les maladies d'une autre nature. On peut dire qu'on a confondu la diphthérie proprement dite, d'une part avec des maladies d'une nature tout opposée, telles que les maladies inflammatoires ; d'autre part, avec toutes les maladies dans lesquelles on voit se produire quelque apparence pseudo-membraneuse.

La diphthérie diffère autant des unes que des autres.

Nous ne reconnaissons pas plus d'analogie entre la diphthérie et les fausses membranes qui se développent sur les séreuses enflammées, que nous n'en reconnaissons entre la diphthérie et les maladies inflammatoires.

Il y a plus d'analogie entre la diphthérie et les autres maladies dites pseudo-membraneuses des membranes muqueuses ; mais il y a entre ces diverses affections plus de différence encore que d'analogie, bien que dans la diphthérie elle-même nous reconnaissions des différences de degré capables de faire varier considérablement la gravité du pronostic.

Pour ne parler que de la diphthérie confirmée et bien

caractérisée, nous regardons comme symptômes locaux ceux dont nous pouvons constater à loisir l'existence, par exemple ceux que le développement de la diphthérie présente à la surface d'un vésicatoire ou d'une plaie, sur les amygdales ou les piliers du voile du palais, à l'anus ou à la vulve, jugeant par ce qui se passe à l'extérieur, sur des parties que nous pouvons observer, de ce qui doit se passer à l'intérieur, sur des organes inaccessibles à la vue, par exemple sur la muqueuse du larynx dans les cas de croup. Des observations nécroscopiques paraissent d'ailleurs nous autoriser à accepter cette assimilation, que l'identité de nature nous avait invité à faire *à priori*.

M. Laboulbène, qui a produit de très-intéressants travaux sur les fausses membranes, est arrivé, par de nombreuses observations sur les caractères cliniques et anatomo-pathologiques de ces produits, à des conclusions qui confirment la plupart des remarques que la comparaison de la diphthérie avec les autres maladies pseudo—membraneuses m'avait déjà suggérées[1]. Bien que mes opinions diffèrent des siennes sur quelques points secondaires, je dois signaler les écrits de cet estimable confrère comme les plus positifs qui aient été publiés sur ce difficile sujet.

Ainsi, il est évident que les *membranes de nouvelle formation* désignées sous les noms de fausses membranes

---

[1] Voyez Laboulbène; *Recherches cliniques et anatomiques sur les affections pseudo-membraneuses, productions plastiques, diphthériques, membraneuses, aphteuses, croup, muguet,* etc. Paris, 1861.

adhérentes des séreuses, membranes adhérentes des cica-
trices, etc., sont des produits plastiques capables d'é-
prouver une véritable organisation, ou de véritables
néoplasmes. Ces membranes (véritables membranes,
seules dignes de conserver ce nom) diffèrent essentiellement de tous les autres produits confondus sous la même
dénomination et auxquels il convient de réserver-exclusi-
vement le nom de fausses membranes ou pseudo-membranes.

Mais que de différences entre les *fausses membranes
proprement dites !* que de différences entre les pellicules
des vésicatoires, des ulcères chroniques, des plaies anciennes, des disques varioleux ; les amas épithéliaux de
l'herpès buccal, des aphtes, du muguet ; les exsudats et
concrétions couenneuses ou muqueuses du catarrhe bronchique ou laryngien, de la dysenterie, de la stomatite
mercurielle ; les productions diphthéritiques proprement
dites et la gangrène superficielle de la pourriture d'hôpital pulpeuse ou pseudo-membraneuse ! On comprend
que je ne puis me proposer de traiter ici un sujet aussi
étendu, ni d'examiner la valeur de la distinction entre
la diphthérie et la diphthéroïde. Je tiens seulement à faire
ressortir, par un résumé des caractères locaux de la diphthérie proprement dite, les éléments que ces caractères
apportent à la solution du problème relatif à la détermination de la nature même de cette maladie.

Or ces caractères se tirent de l'aspect du produit pseudo-membraneux et des parties environnantes.

Le produit pseudo-membraneux, qu'il soit blanc, gri-
sâtre ou jaunâtre, plus ou moins épais, plus ou moins
étendu en largeur, est toujours *adhérent* au derme sous-
jacent, si adhérent qu'on ne peut l'en arracher sans
produire de la douleur et l'écoulement d'une certaine
quantité de sang, et qu'on peut s'assurer non-seulement
que l'épiderme n'existe plus sur ce point, mais encore
que la muqueuse ou la peau recouverte de la plaque
diphthéritique est excoriée et souvent ulcérée au-dessous
de cette plaque. Outre les éléments microscopiques (épithélium, matière amorphe, fibrine et fibres, globules
de pus, corps granuleux, matières grasses), qui témoignent de la présence simultanée de l'épiderme et d'un
exsudat, la plaque diphthéritique contient maintes fois des
éléments du derme même de la muqueuse atteint d'une
gangrène superficielle. Enfin, la plaque a de la tendance
à grandir, soit en s'étendant de proche en proche par le
prolongement insensible de ses bords, soit en se confondant avec des îlots diphthéritiques qui sont nés isolément
dans les points les plus voisins de la surface malade et
ont opéré peu à peu leur jonction à la plaque primitive.

Les parties environnantes, souvent rouges et tuméfiées
avant l'apparition du produit caractéristique de la diphthérie, deviennent, après cette apparition, le siége de
modifications profondes ; leur gonflement ne tarde pas à
être considérable et à s'étendre à une distance assez éloignée. Une rougeur violacée, livide, se joint à la tuméfaction, pour imprimer à la partie malade un aspect qui

diffère de celui de l'inflammation franche, et rappelle plutôt celui de l'érysipèle gangréneux ou de la pourriture d'hôpital. Les ganglions lymphatiques voisins sont bientôt engorgés, tuméfiés, sinon enflammés. L'œdème envahit le tissu cellulaire à des distances variables, souvent assez éloignées du siége du mal.

En un mot, les symptômes locaux nous ont offert, soit à la peau, soit sur les muqueuses, les caractères d'une maladie adynamique, et ces caractères, dans la diphthérie au plus haut degré, nous ont toujours paru se rapprocher de ceux de la pourriture d'hôpital superficielle plus que des caractères de toute autre maladie à manifestation pseudo-membraneuse. Aussi n'ai-je pu me défendre d'une tendance à établir un rapport très-intime, sinon une confusion, entre ces deux maladies, qui me paraissent avoir entre elles plus de ressemblance que chacune d'elles ne peut en avoir avec toute autre maladie. MM. Robert, Jobert de Lamballe, Chavanne, Blin, etc., ont, peut-être à bon droit, fait cette confusion. Tout en admettant la possibilité d'une distinction établie très-affirmativement par M. Laboulbène, je crois que cette distinction dépend plutôt du degré auquel la maladie se développe que de la nature qui lui est propre. Cette nature est celle d'une adynamie si marquée, que la gangrène doit en être sinon le caractère commun, du moins un accident fréquent. Il semble que le vulgaire ait eu l'instinct de ces ressemblances symptomatiques et de cette analogie de nature ; car, dans nos contrées, dès qu'il n'a plus méconnu la gravité de la diphthérie, il a désigné sa manifestation cutanée surtout, qui l'a frappé plus que toutes les autres, sous le nom de *gangrène blanche*.

Les symptômes généraux concourent, avec les symptômes locaux, à établir la réalité de la nature adynamique de la diphthérie. Bien plus, dans un grand nombre de cas, tandis que les manifestations locales semblent insignifiantes, ils s'élèvent à une hauteur qui, non-seulement justifie nos présomptions eu égard au caractère adynamique de l'affection, mais encore témoigne de la gravité en même temps que de la réalité d'un état général dépendant d'une altération profonde des humeurs, de l'organisation entière, des sources mêmes de la vie, d'une de ces altérations qu'on a désignées, faute de localisation possible, sous le nom d'altérations *totius substantiæ*. Nous aurons l'occasion de revenir sur ce sujet, en parlant de l'invasion et de la propagation de la diphthérie. Contentons-nous à cette heure de rappeler les principaux symptômes généraux, pour confirmer les idées que nous avons émises sur la nature de cette maladie.

Chez la plupart des malades, nous avons observé un affaissement, un abattement très-marqué, un pouls fréquent, mais petit et peu résistant, du dégoût pour les aliments, de l'anorexie, de la pâleur, quelquefois de la stupeur, des troubles graves pareils à ceux que provoquerait un véritable empoisonnement ou une infection putride, par exemple des accès de fièvre, des frissons,

une chaleur ardente, des sueurs d'expression. Pendant
que nous constations le développement de cet appareil
symptomatique général, coïncidant avec l'apparition de
plaques diphthéritiques chez divers malades, notamment
chez des opérés, nous remarquions à la même époque
l'apparition d'érysipèles graves chez plusieurs autres malades ayant subi des opérations dont le succès était com-
promis par cette complication : aussi n'avons-nous pu nous
défendre de faire un rapprochement entre ces deux maladies, considérées comme des traductions différentes de
l'impression subie par l'organisme, sous l'influence d'une
même constitution atmosphérique.

Je ne dis rien de l'altération du sang signalée par
M. Millard, ni de la paralysie diphthéritique décrite par
M. Maingault, parce que mon attention ne s'est pas portée
sur ces manifestations de l'état général.

Je puis, au contraire, invoquer, comme dernier témoignage de la nature adynamique de la diphthérie, l'épreuve
du traitement.

Le danger des émollients, des antiphlogistiques, des
sangsues, des vésicatoires, des débilitants de toute espèce,
a été mis trop souvent hors de doute sous mes propres
yeux, pour que je n'en parle pas comme d'un fait entièrement démonstratif à cet égard. Les seuls malades que
j'ai sauvés ont été soumis à un régime tonique, à une
alimentation réparatrice, à une médication reconstituante.
J'ai été appelé auprès de malades que des parents igno-

rants ou des médecins inexpérimentés avaient couverts
de cataplasmes ou de vésicatoires, soumis à la diète,
débilités par des applications de sangsues, et j'ai pu juger
des progrès rapides que l'affection diphthéritique avait
faits sous l'influence de ce traitement : aggravation de
l'état général, répétition sur plusieurs points, notamment
sur tous les points dénudés par les vésicatoires, des manifestations locales, tels sont les tristes effets que j'ai con-
stamment observés. Dans les cas de croup notamment,
chaque fois que des sangsues ont été appliquées, la rapi-
dité de la marche de la maladie vers une terminaison
funeste a été pour moi incontestable.

Il est inutile d'insister sur ce point. Les observations
ne manqueraient pas à l'appui d'une affirmation dont je
dois me contenter ici ; mais elles seraient superflues.
Tous les médecins qui se sont occupés *sérieusement* du
croup et de la diphthérie, ont répété cette vérité. J'ai
dû la redire à mon tour, pour ajouter ce caractère à tous
ceux que j'ai assignés à l'épidémie dont j'ai ébauché l'é-
tude, et pour faire ressortir les différences qui existent
entre la diphthérie laryngienne et les autres maladies du
larynx, malheureusement confondues avec elle sous la
dénomination commune de croup, maladies dans lesquelles
l'emploi des antiphlogistiques et des révulsifs est souvent
indiqué de la manière la plus formelle.

Les considérations précédentes sur la nature du croup
et de la diphthérie permettent de poser les principales

indications qui doivent servir de guide pour le traitement.

Il n'est pourtant pas inutile d'ajouter à ces considérations le résultat de nos observations sur le mode d'invasion et de propagation de la maladie, car il jette de nouvelles lumières sur la nature de l'affection, sur son unité, sa spécificité, sur l'existence de la diphthérie comme affection générale, indépendamment de l'existence de la fausse membrane qui lui sert de point de départ ou de localisation terminale, en un mot sur la relation qui existe entre la plaque et l'affection diphthéritique.

Il y a invasion et propagation de la maladie dans une contrée ou d'un sujet à l'autre, sous une forme épidémique plus ou moins violente; il y a invasion et propagation de la maladie dans un sujet du dehors au dedans, ou du dedans au dehors. Nous dirons quelques mots de ces deux faces de la question.

Relativement à l'invasion et à la propagation de la diphthérie dans une contrée, nous avons eu pour but, dans la première partie de ce travail, de préparer par nos recherches météorologiques la solution de ce problème.

Nous avons montré qu'il a existé à Montpellier, antérieurement à l'apparition de la diphthérie et concurremment avec elle, un ensemble de conditions météorologiques anormales, dont les oscillations nous ont paru suivies d'oscillations correspondantes dans les phases de l'épidémie. L'invasion de la maladie dans un pays qui pouvait passer à bon droit pour jouir, à cet égard, d'une sorte d'immunité, son intensité à certaines époques, sa persistance à l'état sporadique, sa diminution, ses recrudescences, sa disparition, son retour, toutes ces circonstances, dont les lignes mensuelles de mortalité par le croup et par les angines nous ont donné une représentation aussi fidèle que possible, ont paru à nos yeux correspondre suffisamment à des variations dans l'ensemble de la constitution atmosphérique anormale que nous avons cherché à dépeindre et à caractériser, pour nous autoriser à rattacher au développement de cette constitution atmosphérique et à son influence l'invasion de la diphthérie.

Nous n'avons pas cherché si, dans nos contrées méridionales, la maladie s'est propagée d'une localité à l'autre, en s'avançant, comme on l'a dit, de l'Est à l'Ouest; si elle a sévi plus fortement ou exclusivement pendant l'été ou pendant une saison chaude et sèche, dans une contrée, au lieu de sévir dans l'hiver ou pendant une saison froide et humide, comme cela a eu lieu pour la forte épidémie de Montpellier; si son développement pendant l'été fut ailleurs, comme nous l'avons vu ici dans une de nos recrudescences, précédé d'une intensité et d'une prolongation anormale du froid humide. Il faudrait avoir pu réunir plus de documents que nous n'en possédons et faire une œuvre de plus longue haleine, pour élucider tous ces nouveaux aspects de la question. Pour le dire en passant, il nous paraît certain qu'une fois établie, la maladie peut se propager épidémiquement dans un même

4

lieu ou d'une localité à l'autre, soit par l'extension de
la constitution médicale, soit par le fait de la contagion,
et y sévir même en été ou, pour parler plus nettement, à
une époque assez éloignée de la constitution atmosphérique anormale qui l'a engendrée, pour que cette affection
puisse paraître jusqu'à un certain point indépendante de
cette altération météorologique. Mais, répétons-le, nous
n'avons prétendu parler ici que de Montpellier. Nous ne
nous dissimulons pas que ce travail ne peut être qu'un
premier pas dans la voie que nous espérons avoir ouverte.
A l'avenir est réservée la solution d'une question qu'on
parviendra sans doute à connaître en continuant et en per-
fectionnant de pareilles recherches.

Du reste, comme nous l'avons indiqué déjà, la constitution atmosphérique froide et humide nous paraît avoir
exercé une double influence sur le développement du
croup :

1° En déterminant l'établissement d'une constitution
médicale d'une durée indéfinie, caractérisée par la diphthérie et d'autres maladies adynamiques, telles que les
érysipèles dont nous avons parlé. Par cet aspect, par son
pouvoir de sévir épidémiquement et par la diversité de ses
localisations, la diphthérie se caractérise, autant que par
tous ses symptômes, comme maladie générale de l'organisme, c'est-à-dire comme affection.

2° En déterminant la localisation de l'affection diphthéritique qu'elle a engendrée, sur le larynx de préférence à
d'autres organes. Outre que la diphthérie aime le larynx

(Trousseau), il est évident que l'action du froid humide. dispose à la fois aux affections catarrhales et aux mala- dies de l'appareil respiratoire (plus particulièrement du larynx), d'où la fréquence de la localisation diphthéritique sur la partie supérieure du tube aérien. Aussi, tandis que la plupart des cas de croup que nous avons observés se sont développés immédiatement à la suite ou même pendant des constitutions atmosphériques froides et hu- mides, nous avons remarqué que la diphthérie cutanée (sur les érythèmes, les vésicatoires, les plaies, etc.) pou- vait se développer en tout temps, même au cœur de l'été. Des documents sur ce sujet, recueillis avec soin pendant un certain nombre d'années, seraient précieux pour la solution de cette question.

Quant à la marche que suit le développement de la maladie chez le sujet qui en est atteint, on peut dire que tantôt elle se développe spontanément, tantôt elle se transmet, soit par contagion, soit par infection. Dans l'un et l'autre cas, il y a tous les symptômes d'une intoxica- tion, d'un véritable empoisonnement.

L'idée de parasitisme, séduisante au premier abord, comme explication de la contagion, tombe devant l'exa- men direct. Les végétaux qu'on a pu observer exception- nellement dans la plaque diphthéritique ont ici moins de valeur encore que dans le muguet et dans plusieurs autres maladies, dont l'exsudat caractéristique est pour eux une

condition d'existence plutôt qu'un produit de leur ger-
mination.

L'intoxication générale ne peut être révoquée en doute,
car on voit souvent la diphthérie se produire simultanément
ou successivement sur plusieurs points du corps éloignés
les uns des autres.

Allant du dehors au dedans, la diphthérie, en supposant qu'elle fût d'abord locale, comme M. Bretonneau
l'a professé, ne tarde pas à se généraliser; et si la propagation est directe, c'est-à-dire de proche en proche,
elle est aussi indirecte, c'est-à-dire par l'économie entière. Il faut pourtant se souvenir que la persistance de
la plaque diphthéritique a une grande importance, et que
sa destruction doit marcher de pair, dans le traitement,
avec l'emploi des moyens généraux dirigés contre l'affection, sous peine de voir l'intoxication se continuer et atteindre un degré qui la met au-dessus des ressources de l'art.

Allant du dedans au dehors, la diphthérie se traduit
par diverses localisations que les circonstances extérieures
ou les conditions du sujet peuvent rendre variables; mais
ces localisations elles-mêmes doivent être soigneusement
poursuivies. Nous ne pouvons douter, d'après les faits
que nous connaissons, qu'elles ne constituent de nouveaux
foyers d'infection qu'il faut éteindre, sous peine de voir
l'état général s'aggraver et résister au meilleur traitement
qu'on puisse lui opposer.

Bien que les essais d'inoculation aient été à peu près
infructueux, et que nous ne connaissions pas d'une ma-

nière précise le rôle que joue la plaque diphthéritique au point de vue de la contagion ou de l'intoxication, nous ne pouvons douter de son influence et nous devons combattre cette manifestation locale de la diphthérie autant que les effets généraux engendrés dans l'organisme par cette terrible affection. Les exemples de contagion que nous avons constatés, après des observateurs estimables, augmentent l'importance de cette remarque.

Du reste, nous ne saurions mieux confirmer et résumer en quelque sorte nos propres idées sur ce sujet, qu'en empruntant quelques passages à M. Laboulbène, dont le livre nous a paru d'autant plus remarquable qu'il sort d'une école où les tendances à la localisation des maladies l'ont toujours emporté sur les tendances à subordonner les états morbides aux affections générales.

« La *fausse membrane diphthéritique*, dit l'auteur que nous aimons à citer, paraît se manifester de deux manières très-différentes : elle semble provenir *du dehors*; ou au contraire sa cause est intérieure, elle siége *au dedans*.

» Il y aurait dans le premier fait la *production locale* d'une fausse membrane qui constitue à elle seule tout le mal, qui, attaquée et détruite sur place, laisserait l'organisme sain comme auparavant. Dans le second cas, la fausse membrane fournit le témoignage d'un empoisonnement déjà existant, d'un *état général grave* de l'économie; la pseudo-membrane suinte à l'extérieur par

toutes les issues qui lui sont ouvertes sur les surfaces
dénudées.

» La fausse membrane locale, si elle n'est pas détruite,
semble rapidement empoisonner l'organisme et être cause
à son tour de l'état général grave dont nous venons de
parler. C'est à cet état que vient s'appliquer parfaitement
le mot *diphthérie*....

» La diphthérie peut être *primitive*, c'est-à-dire ar-
river d'emblée sur un organisme resté sain et ne souffrant
d'aucune maladie antérieure...... D'autre part, la diphthérie arrive pendant que l'organisme est déjà malade,
pendant qu'il est atteint d'une autre maladie. Elle est
alors *secondaire ;* elle prend une physionomie différente
de celle qui succède à l'empoisonnement en apparence
local ; elle a malheureusement presque toujours une très-
grande, une désespérante gravité.....

» Je crois que la diphthérie n'est jamais une maladie
locale, mais bien une maladie générale, toujours identique
dans sa nature, quoique à manifestations multiples. Elle
témoigne toujours, même dans ses fausses membranes les
plus localisées, d'une réaction organique contre une cause
virulente diphthéritique. Les transformations de la diphthérie bénigne en diphthérie mortelle, la contagion de
l'accident causant l'état diphthéritique général le plus
grave chez la personne contaminée, viennent démontrer
l'unité de la diphthérie et sa nature toujours identique.

» Avec une apparente bénignité des manifestations
pseudo-membraneuses de la diphthérie, on voit parfois

l'état général le plus sérieux ou l'adynamie la plus profonde; la lésion locale est souvent impuissante à nous
rendre compte de la terminaison funeste. Au-dessus de
toutes les manifestations multiples, il y a le principe
unique et toujours le même des divers accidents, et
c'est de ce principe que provient la maladie diphthéritique
ou la diphthérie.

» La diphthérie, pouvant être contagieuse dans ses
diverses manifestations, est par cela même une maladie
générale. On ne peut admettre que la *diphthérie localisée*
et la *diphthérie généralisée* soient deux maladies distinctes, et que la première reste toujours bénigne sous
le nom d'angine couenneuse commune. La diphthérie
localisée et la diphthérie généralisée sont identiques dans
leur nature, quoique leurs symptômes leur donnent l'aspect
de deux maladies très-distinctes; les faits de contagion
prouvent qu'elles se transforment l'une dans l'autre, la
plus bénigne donnant lieu par contagion à la plus grave.
Elles ne sont que des modifications d'une seule maladie,
variable dans ses effets, unique dans sa cause.

»De même qu'il est aujourd'hui impossible d'admettre,
comme maladies distinctes, le croup et l'angine couenneuse, de même on doit regarder comme appartenant à
la même maladie les angines graves et malignes, qui
tuent sans obstruer complètement le passage de l'air.

»Le rapport direct des symptômes locaux avec l'état
général, ou au contraire le manque de rapport entre eux,
permet d'établir dans la diphthérie, toujours une, des divi-

sions ou des catégories de formes répondant à ces manifestations diverses.

» 1° La diphthérie locale... La fausse membrane localisée dans le larynx cause le *croup strangulatoire simple*
(**E. Barthez**), auquel on remédie victorieusement quand
on fait pénétrer l'air dans la poitrine.

»2° La diphthérie locale d'abord, mais qui après un
temps variable s'accompagne des symptômes généraux
d'empoisonnement diphthéritique et se généralise. Elle
peut alors tuer sans obstacle à l'arrivée de l'air.

»3° La diphthérie générale d'emblée, grave dès le début, souvent secondaire et parfois tellement rapide, qu'on
l'a appelée foudroyante.

»4° La diphthérie gangréneuse ou accompagnée de
sphacèle, dans laquelle les accidents de putridité domi-
nent. Elle a une tendance à la mortification des tissus sous
les fausses membranes...

»Dans la diphthérie, il faut donc ne pas voir seulement le produit plastique, mais aller au-delà ; la diphthérie est une maladie spécifique à manifestations multiples... Elle est si bien une maladie générale, qu'elle offre
une altération profonde des humeurs, et qu'elle laisse
après elle des paralysies, une anémie considérable, une
véritable cachexie à laquelle les malades peuvent succomber. »

Nous n'ajouterons qu'un complément aux idées résu-
mées dans cette longue citation, c'est que nous reconnaissons dans la diphthérie, non-seulement des formes,

mais encore des degrés, et que la gravité de la maladie dépend non-seulement de l'une et de l'autre de ces cir-constances, mais encore des complications, des conditions du sujet, du milieu dans lequel il se trouve, et surtout de la différence qui résulte, pour la léthalité, de la manifes-tation de la diphthérie à l'état sporadique ou sous la terrible influence du génie épidémique.

Le traitement de la diphthérie repose sur la connais-sance que nous avons de la nature de cette affection. Le traitement du croup emprunte une indication nouvelle au siége de l'affection, c'est-à-dire à sa localisation sur le larynx, organe complexe et délicat placé à l'entrée des voies aériennes ou de l'appareil respiratoire. Quelles sont les indications générales de traitement de la diphthérie? Quelles sont les indications spéciales de traitement de la diphthérie laryngienne?

La diphthérie étant adynamique de sa nature, ainsi qu'il nous paraît aujourd'hui prouvé surabondamment par les conditions de son développement, par ses symptômes locaux et généraux, par son mode de propagation et son extension dans un sujet infecté, par les suites de son ac-tion sur l'organisme, par les conséquences funestes des médications antiphlogistique et débilitante, on ne sera pas étonné de nous voir envelopper dans la même proscrip-tion tous les traitements dont le résultat est d'affaiblir l'organisme, à quelque degré que ce soit.

La diète, les émissions sanguines, les applications de

sangsues sont justement accablées de malédictions par
M. Millard [1]. J'ai déjà dit que je les ai vues, non-seulement échouer, mais précipiter la terminaison funeste de
la maladie, dans les cas de croup aussi bien que dans
toutes les autres maladies diphthéritiques.

Je bannis du traitement, pour la même raison, l'éme-
tique, le calomel, malheureusement trop vantés, d'après
des données théoriques hypothétiques plutôt que d'après
des observations pratiques. Rien n'est moins prouvé que
la propriété attribuée aux préparations mercurielles de di-
minuer la plasticité du sang et de favoriser la résorption
des pseudo-membranes.

J'en dirais autant du chlorate de potasse et même du
brome et de l'iode, si l'efficacité du premier de ces médicaments ne me paraissait incontestable dans le traitement des pseudo-membranes buccales mercurielles. Mais,
tout en le réservant à ce dernier cas, j'ai reconnu trop
souvent son inutilité dans le traitement de la diphthérie
proprement dite, pour ne pas engager les praticiens à ne
pas employer, surtout contre le croup, un médicament
dont le moindre danger est de faire perdre un temps précieux. Du reste, tout en se rapprochant par un caractère
commun d'adynamie, la maladie désignée sous le nom
de stomatite mercurielle et la diphthérie diffèrent trop entre elles pour qu'on puisse assimiler le traitement de l'une
au traitement de l'autre, et qu'on ne saisisse dans les
deux cas que les indications communes.

---

[1] *De la trachéotomie dans les cas de croup.* Thèses de Paris, 1858.

Enfin, les révulsifs cutanés, qui peuvent être utiles en déterminant un mouvement fluxionnaire sur un point différent de celui où ce mouvement est si dangereux (comme dans le croup) et en stimulant l'organisme à réagir plus vivement contre l'empoisonnement diphthéritique, sont, au contraire, nuisibles dès qu'ils dénudent le derme, et favorisent par là l'extension des localisations pseudo-membraneuses sur la peau, où ils créent, en outre, de nouveaux foyers d'infection ; aussi, tout en autorisant l'application des sinapismes dans une certaine mesure, je proscris celle des vésicatoires, sur quelque point qu'on les applique, près ou loin du siége du mal, car je les ai toujours vus, dans les cas graves, se recouvrir de fausses membranes, et je ne saurais comprendre que, dans les autres cas, ils puissent rendre des services réels. Cette proscription ne peut manquer de s'étendre aux éruptions cutanées déterminées par le croton-tiglium, qu'on n'a pas craint de présenter comme un spécifique certain contre le croup, sous prétexte que les malades atteints de rougeole ou de quelque autre fièvre éruptive jouissaient d'une prétendue immunité relativement à la diphthérie; comme si nous ignorions que la diphthérie la plus grave est justement celle qui vient compliquer ces mêmes maladies, notamment la scarlatine !

Le traitement général, devant remplir des indications opposées à celles que nous venons de passer en revue, est nécessairement tonique, reconstituant.

Une alimentation réparatrice, aussi substantielle que
le malade peut la tolérer, est de rigueur. L'inappétence,
le refus d'aliments në la contre-indiquent pas : on doit
vaincre ces obstacles et nourrir à tout prix. Il est certain
que la fièvre et les autres troubles généraux qui résultent
de l'action de la diphthérie sur le corps vivant, et de la
réaction de ce dernier contre la maladie, ne laissent pas
toujours aux fonctions digestives une intégrité suffisante
pour supporter les aliments les plus propres à augmenter
la résistance de l'organisme contre le mal ; mais il faut
savoir les proportionner à la force des organes : le bouillon, les potages, le jus de viande, le lait, les œufs frais,
le chocolat, le vin de Bordeaux, le café, seront habituellement tolérés, et, administrés à court intervalle, ils main-
tiendront les forces dans un degré suffisant pour permet-
tre en peu de jours une alimentation plus substantielle.

Les toniques francs et les reconstituants apporteront au
régime un utile secours. Le quinquina et le fer constituent
pour nous la base de cette médication.

. Le quinquina, en décoction plus ou moins concentrée
(par exemple de 4 gr. quinquina jaune concassé dans
200 gr. d'eau), coupé avec du lait, est à la fois un bon
aliment et un excellent tonique, supérieur aux sirops qui
affadissent l'estomac, et au vin de quinquina qui peut
l'irriter. Le sulfate de quinine nous a rendu de grands
services dans les cas où les accidents morbides se com-
pliquaient de frissons, et où la fièvre affectait un type
rémittent.

Quant au fer, si l'on ne peut le décorer, comme le
veulent quelques médecins, du nom pompeux de spécifique, dont il faut tant se garder d'abuser en thérapeu-
tique, au moins faut-il reconnaître qu'il concourt mer-
veilleusement, avec l'alimentation et les autres toniques,
à remplir l'indication capitale dont nous ne saurions trop
faire ressortir l'importance.

De toutes les préparations martiales, le perchlorure de
fer à 30° est celle qui réunit le plus de suffrages. Pro-
posé d'abord comme topique, en vertu d'hypothèses erro-
nées ou d'observations justes, par MM. Jodin, Gigot et
quelques autres, il fut employé à l'intérieur par M. Au-
brun [1]. Convaincu que le croup et l'angine couenneuse
sont des affections générales, ce praticien s'éleva contre
l'usage irrationnel des cautérisations énergiques, et pres-
crivit l'usage interne du perchlorure de fer comme le plus
puissant modificateur de l'économie dans le traitement de
la diphthérie. Vers les premiers jours de juin 1858, il
l'administra à une petite fille scrofuleuse atteinte de croup,
de la même manière que M. Deleau [2] le prescrit contre
la scrofule; le père de l'enfant donna par mégarde 10 gr.
de perchlorure de fer médicinal (solution au quart) pendant la nuit; la petite malade guérit. Depuis lors, M. Au-
brun, supprimant les badigeonnages, rejetant les vomitifs

[1] *Revue thérap. méd.-chir.* du docteur Martin Lauzer, pag. 172;
1859.

[2] *Traité pratique sur les applications du perchlorure de fer en mé-
decine.* Paris, 1860.

et tous les topiques, n'a pas employé d'autre moyen contre
le croup, bornant l'administration du perchlorure de fer à
l'usage interne. Il cite dans son travail treize cas d'angine
couenneuse et quatre cas de croup confirmé, guéris par
cette méthode ; deux cas ont été vérifiés par M. Trousseau.

Depuis lors, M. Sylva, M. Duliquier, et plusieurs autres
médecins, parmi lesquels nous citerons le docteur Dax (de
Sommières), ont eu à se louer de l'emploi du perchlorure
de fer, et nous pouvons assurer n'avoir pas trouvé de médicament plus efficace contre la diphthérie.

. Dans les cas où les voies digestives sont irritées, et dans
ceux où l'on peut sans danger recourir à une médication
d'un effet moins énergique ou moins rapide, nous avons
substitué au perchlorure de fer caustique, le peroxychlorure de fer de M. le professeur Béchamp, dont nous avons
constaté l'efficacité, ou l'iodure de fer chez les enfants scro-
fuleux, pour remplir une double indication. En général,
la nécessité d'agir vite nous a fait préférer le perchlorure
de fer, dont l'action sur l'estomac facilite d'ailleurs la di-
gestion, et l'on sait quelle importance nous attachons à
l'alimentation des malades.

On prescrit le perchlorure de fer à 30°, à la dose de
25 à 50 gouttes dans un verre d'eau, à boire par gorgées
dans les 24 heures. Chaque gorgée est suivie d'une gorgée de lait froid destinée, d'après la remarque de M. Au-
brun, à effacer le goût styptique du perchlorure. Or, nous
avons recueilli un assez grand nombre de faits de diphthérie développée sur divers organes, notamment sur les

amygdales et même sur le larynx, guérie par cette médication, pour ne pas hésiter à proclamer son efficacité. Il
faut avoir soin de la continuer assez longtemps après la
guérison de la maladie, pour relever les forces et pour
abréger la durée de la convalescence. Je suis convaincu
que, même après la trachéotomie, l'administration de ce
médicament est d'une utilité réelle pour prévenir, par la
guérison de la diphthérie, la localisation de cette affection
sur d'autres points, notamment sur la trachée, et assurer
le succès si souvent incertain de cette opération.

Aujourd'hui j'emploie de même ce médicament ou, à
son défaut, suivant l'indication, toute autre préparation
martiale, dans les maladies caractérisées par le développement de fausses membranes, comme dans la stomatite
mercurielle, ou d'ulcères gangréneux, comme dans la
pourriture d'hôpital; car on peut poser comme règle générale que la pseudo-membrane est un symptôme de
faiblesse ou d'adynamie, quelle que soit l'affection dont
l'influence paraisse présider à sa formation.

Le traitement local de la diphthérie, surtout dans le
croup, a une importance qu'on ne saurait méconnaître,
quelque valeur qu'on attache, comme nous venons de le
faire, au traitement général. Ce que nous avons dit du
rôle de la plaque diphthéritique, de la part qu'elle prend
à la propagation de la maladie et à l'infection générale,
caractérise l'importance que nous attribuons aux topiques.
Ce traitement local comprend deux indications : 1° Dé-

truire ou enlever la fausse membrane ; 2° empêcher sa reproduction, en modifiant profondément la surface sous-jacente, toujours dénudée d'épiderme, exulcérée, souvent même ulcérée.

La fausse membrane est si adhérente au tissu sous-jacent, que son arrachement ou sa destruction présente des difficultés réelles : on s'en assure aisément lorsqu'on traite la diphthérie cutanée, la diphthérie des plaies, celle de l'anus, de la vulve, du prépuce, et même des amygdales et de l'isthme du gosier. Dans les cas où l'on peut attendre, la glycérine rend des services réels : appliquée à l'aide de compresses souvent imbibées ou renouvelées sur la plaque diphthéritique, elle détermine son ramollissement et facilite son détachement.

Une fois la plaque diphthéritique arrachée avec des pinces à dissection, on badigeonne la surface sous-jacente avec une solution tonique, cathérétique ou caustique, suivant la gravité du mal, et l'on prévient presque à coup sûr sa reproduction. Une forte décoction de roses de Provins, de feuilles de noyer ou d'écorce de chêne ; une solution de sel marin, d'alun, de tannin ; le collyre de Lanfranc, le peroxychlorure de fer, le sulfate de cuivre, l'iode, le nitrate d'argent, même au besoin l'acide chlorhydrique, que nous n'employons plus dans ces circonstances, remplissent parfaitement cette indication. Lorsque la diphthérie siège sur les piliers du voile du palais, nous arrachons la plaque, préalablement touchée avec la glycérine si c'est nécessaire, en la frottant avec le doigt indica-

teur entouré d'un linge un peu rude, tel qu'une serviette,
et aussitôt après nous badigeonnons la surface saignánte
avec un des cathérétiques ou des caustiques dont nous
venons de parler.

De tous les topiques, celui auquel nous donnons la préférence est le perchlorure de fer, et cela pour deux raisons :
la première, c'est qu'il a une action à la fois caustique,
hémostatique et tonique qui nous a paru supérieure à celle
de tout autre médicament ; la seconde, c'est que l'épiderme
ou l'épithélium est une barrière à peu près infranchissable
à son action ; de sorte que la modifition très-énergique
qu'il imprime au tissu dénudé ou ulcéré sous-jacent à la
plaque ne dépasse pas ses limites, bien que le liquide
puisse se répandre au-delà. Caustique pour le derme dénudé ou l'ulcère, le perchlorure de fer a pour les parties
saines, c'est-à-dire recouvertes d'épiderme, qui l'environ-
nent, un respect que n'a aucun autre topique de la même
énergie.

Mais le perchlorure de fer à 30° possède une propriété
plus précieuse encore : il agit sur la plaque diphthéritiqué
elle-même, il la pénètre, il s'infiltre sous ses bords, il
va jusqu'à sa base, atteint le tissu sous-jacent, le modifie,
et par suite il dispense de l'opération si difficile de l'arrachement. Quelle différence sous ce rapport entre son action et celle des caustiques aveugles, comme l'acide chlorhydrique, qui ne respectent pas l'épiderme, ou des topiques
insuffisants, comme le nitrate d'argent, le sulfate de cuivre, etc., qui sont absolument sans action sur la pseudo-

membrane, ainsi que l'expérience nous l'a malheureusement prouvé trop souvent! Grâce au perchlorure de fer,
on peut donc se dispenser généralement d'arracher la
fausse membrane. Ce médicament, appliqué sur elle et
tout autour, à plusieurs reprises s'il le faut, tous les jours
ou tous les deux jours, modifie sa base en même temps
qu'il facilite son détachement spontané et sa chute. Dans
l'intervalle de ces applications, on entretient sur la partie
malade des fomentations toniques.

Il reste à faire l'application de ce traitement au croup.

Il est évident que le traitement général de la diphthérie
devra toujours être employé : alimentation, toniques,
perchlorure de fer.

Quant au traitement local, il se complique de deux difficultés : celle de détacher la plaque diphthéritique et de
modifier la surface sous-jacente, celle de prévenir l'as-
phyxie, que le siége de la localisation rend imminente.

Sans parler du tubage de la glotte, qui ne paraît pas
plus sanctionné par l'expérience que par le raisonnement ;
sans parler de la difficulté pratique de porter directement
le perchlorure de fer ou tel autre modificateur puissant
sur la muqueuse laryngienne ; ni même des aspirations de
liquides pulvérisés (solution de tannin, de perchlorure de
fer, etc.) qui supposent, pour le succès, une imminence
plutôt qu'une confirmation de la maladie, nous avons à
nous préoccuper surtout du détachement de la fausse membrane. Car il est urgent que le passage de l'air soit rétabli,

en attendant que les modificateurs locaux, et surtout le traitement général, aient permis d'espérer la guérison de l'affection, sans laquelle la poursuite de la guérison du croup nous paraît chimérique.

L'impossibilité d'atteindre la fausse membrane oblige de recourir aux efforts naturels d'expulsion, et ces efforts sont provoqués par les vomitifs.

Nous ne craignons pas de dire que la confiance qu'on a eue longtemps et qu'on a encore, dans une juste mesure, à l'efficacité des vomitifs, ne doit pas être exagérée. On ne tient pas assez de compte de l'adhérence des membranes diphthéritiques à la muqueuse laryngienne. On a vu des tubes entiers, ramifiés de manière à représenter toute une division bronchique, expulsés par le vomissement, et nous en possédons nous-même un exemple que nous conservons depuis plusieurs années. Mais peut-on confondre ces coagulations muqueuses avec la véritable plaque diphthéritique ; et, aujourd'hui que la nature de la diphthérie, aussi bien que les caractères et l'adhérence de la pseudo-membrane, sont connus, peut-on croire sérieusement que de pareilles productions aient rien de commun avec la diphthérie ? Outre qu'une diphthérie étendue à de si grandes surfaces aurait été probablement mortelle, admettra-t-on qu'une pseudo-membrane ait pu vaincre à la fois des adhérences si nombreuses, si profondes et si ramifiées ? Jugeons toujours de ce qui nous est caché par ce que nous voyons. Or, l'adhérence de la plaque diphthéritique, non-seulement à la peau, aux plaies, à l'anus,

à la vulve, au nez, mais même aux amygdales et au voile
du palais où elle est moindre, est toujours telle qu'il faut
l'arracher de son siége, et qu'on ne peut l'enlever sans
faire saigner le tissu sous-jacent. Je ne nie pas que des
coagulations muqueuses, que même quelques lambeaux
vraiment diphthéritiques aient pu être rejetés; mais je
nie qu'on doive compter sur les vomitifs pour l'expulsion d'une plaque diphthéritique laryngienne de quelque
étendue.

Ce n'est pas une raison pour proscrire les vomitifs, car
ils sont applicables à des cas de croup qui ne sont pas
toujours diphthéritiques. Dans la diphthérie laryngienne,
ils sont applicables à la première période. Enfin, leur action ne se borne pas à l'expulsion de la pseudo-membrane;
elle est complexe, elle est efficace contre le spasme laryngien et contre la tuméfaction de la muqueuse; en un mot,
elle peut être salutaire au point de sauver le malade, et
elle n'offre aucun danger. Mais, de peur d'affaiblir extrê-
mement le sujet chez lequel l'adynamie est à redouter, on
doit poser des limites à leur emploi et accuser des préfé-
rences entre les uns et les autres. Sous ce rapport, bien
que l'émétique ne doive pas être proscrit d'une manière
absolue, l'ipécacuanha nous paraît préférable chez les
enfants. Sous ce rapport encore, on doit borner leur emploi à la première période ou au commencement de la
deuxième.

Si leur action n'a pas eu pour effet de débarrasser le
larynx; si la tendance vers l'asphyxie continue à faire des

progrès et menace d'entraîner la perte du malade avant que le traitement général ait triomphé de l'affection, il faut recourir sans hésiter à la trachéotomie. C'est dans la deuxième période, soit au commencement, soit même à la fin, qu'il faut opérer, avant que la troisième période, caractérisée par la dyspnée continue avec menace d'as-phyxie, soit décidement établie.

J'ai donné un exemple des soins dont il faut entourer l'opération et ses suites. Plus que jamais, il faut con-tinuer à traiter l'affection par l'alimentation, les toniques, le perchlorure de fer; plus que jamais, il faut surveiller les localisations de la diphthérie à la gorge, au nez, à la plaie du cou, pour les combattre énergiquement par le contact du perchlorure du fer.

Il n'est pas jusqu'à la convalescence qui ne doive être surveillée, car on voit des rechutes. Il n'est pas jusqu'à la santé de l'enfant qui ne doive être soignée plus spécia-lement après une première attaque de diphthérie laryn-gienne, car j'ai vu, comme d'autres, des récidives. Je me rappelle notamment un enfant qui, ayant échappé à une première atteinte du croup, fut emporté par une seconde atteinte quelques mois après.

Il y a donc à se préoccuper, pour les sujets qui ont déjà été diphthéritiques plus encore que pour les autres, d'un traitement prophylactique. Or, ce traitement n'est autre que celui de la diphthérie elle-même.

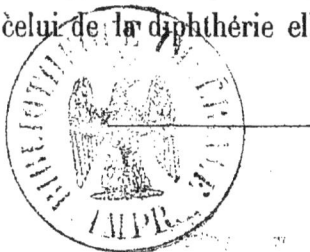

Tableau comparatif des courbes de la mortalité par le Croup, et des altérations météorologiques observées à Montpellier de 1852 à 1861.

Remarque. Je n'ai pas jugé nécessaire de charger le tableau des lignes de la mortalité par les angines, du nombre des jours pluvieux, de la fréquence des vents froids ou humides, etc. J'ai construit toutes ces courbes, et j'ai pu m'assurer que le résultat de la comparaison s'accorde avec celui que j'ai retracé ici, et contribue à démontrer que la présence du croup à Montpellier et son développement à l'état épidémique ont suivi de près les altérations météorologiques incontestables de notre climat pendant les dix dernières années.

Ligne de la quantité mensuelle de Pluie, en millimètres tombée dans la ville de Montpellier de 1852 à 1861.

Ligne de la mortalité mensuelle par le Croup dans la ville de Montpellier de 1852 à 1861.

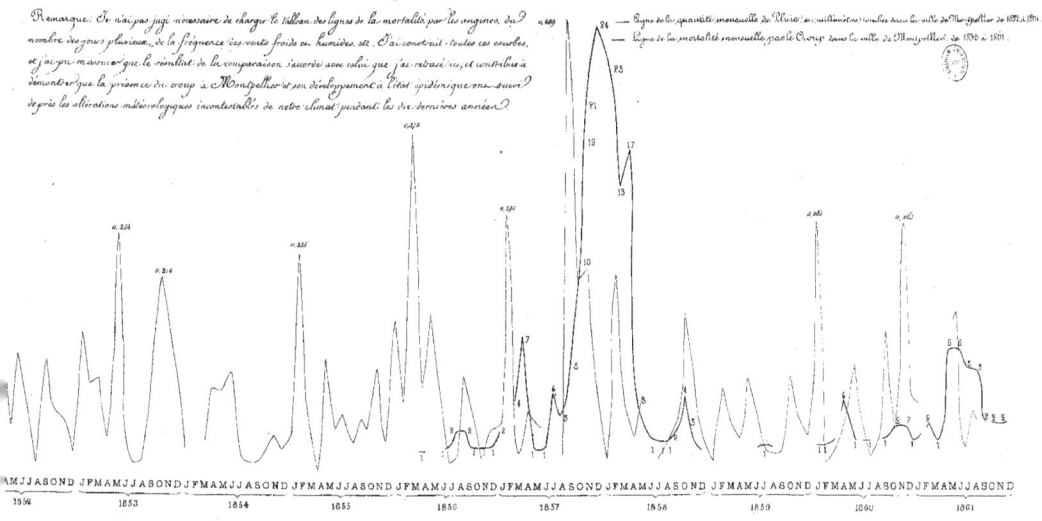

| 1852 | 1853 | 1854 | 1855 | 1856 | 1857 | 1858 | 1859 | 1860 | 1861 |

Imp. Boehm et Cie, Montpellier.

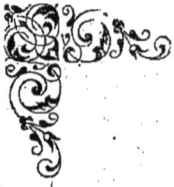

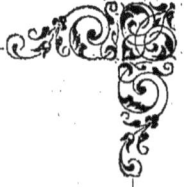

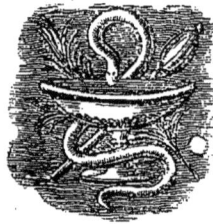

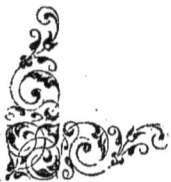

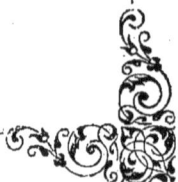

www.ingramcontent.com/pod-product-compliance
Lightning Source LLC
Chambersburg PA
CBHW071254200326
41521CB00009B/1757